JN274186

経皮内視鏡的胃瘻造設術

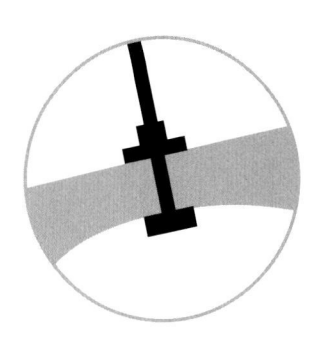

Percutaneous endoscopic gastrostomy : PEG

JA広島総合病院消化器内科部長
徳毛 宏則 著

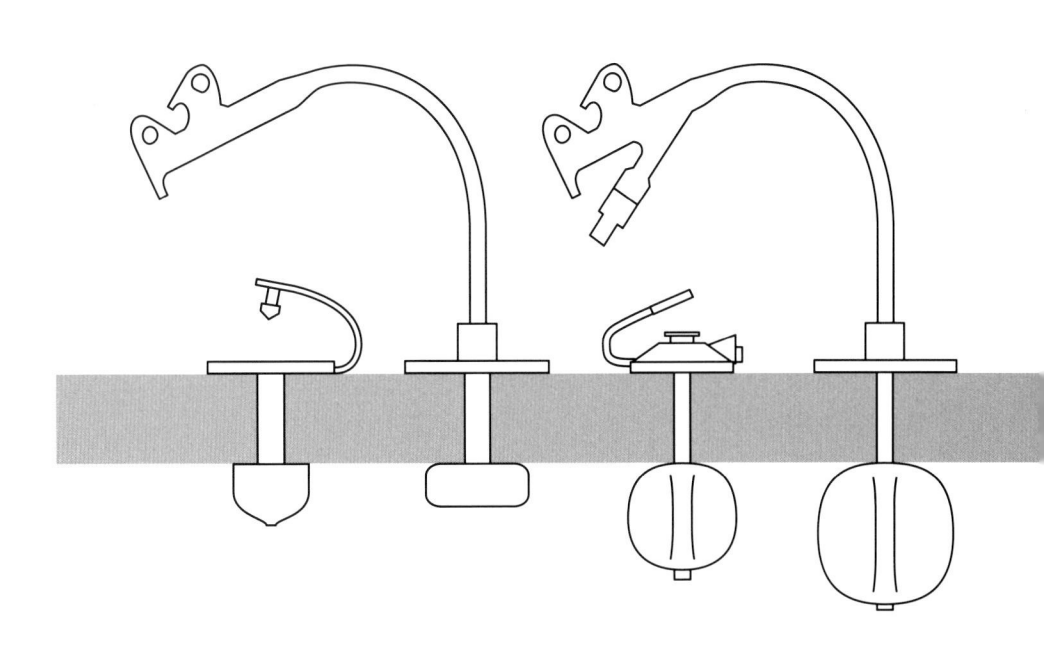

株式会社 新興医学出版社

推薦の言葉

　癌などで食欲がなく，食事が口から入りにくくなると，患者を抱える家族は大変困ることになります．IVH（経静脈性高カロリー輸液）も栄養補給に有効ですが，長期的に続けるには問題点が多いのも事実です．その点，胃瘻は胃内へ栄養剤を直接長期間投与できる安心かつ確実な方法としてその地位が確立されています．今では胃瘻造設のあとの維持管理にはかかりつけ医，訪問看護師，訪問ヘルパー，家族の方々がごく普通に当たっているわけです．

　筆者の徳毛宏則氏は消化器内科の専門家ですが，高齢者医療が社会問題となりはじめた1990年から胃瘻の有用性に注目され，経皮内視鏡的胃瘻造設術（PEG）を始められました．そしてさらに研鑽を重ねられ，胃瘻造設のクリニカルパスや胃瘻の維持管理法，トラブルへの対応などに多くの経験を持たれています．これだけにとどまらず栄養投与ルートとは異なった胃瘻の利用の仕方を独自に考案されました．それは本書にも紹介されている経胃瘻ステント留置術や胃瘻下内視鏡的粘膜切除術などです．

　本書は，消化器内視鏡医やかかりつけ医のみならず，パラメディカルの方々にとっても必須かつ有用な内容となっています．経皮内視鏡的胃瘻造設術の入門書，実用のための解説書として，高齢化社会医療の福音となることを確信しています．

2004年1月

広島市医師会長
うすい会　高陽ニュータウン病院理事長
碓井　静照

序

　近年著しいスピードで日常臨床の場で一般化してきた診療技術に，経皮内視鏡的胃瘻造設術（Percutaneous endoscopic gastrostomy：PEG）がある．本書はこのPEGの実際と必要な管理法を解説し，その正しい理解と実践から日々の診療に役立てていただきたく上梓したものである．本書の内容は，月刊医学雑誌「Modern Physician」の2002年9月号から2003年7月号まで約1年間にわたり連載された特集記事「経皮内視鏡的胃瘻造設術（PEG）のすべて」をまとめ，最新の情報をおり込み加筆訂正したものである．

　私が医師になりたての1980年当時からすると内視鏡機器の発達や内視鏡的処置技術の進歩には目を見張るものがある．光学式内視鏡から電子内視鏡へと発展し，消化管内を高精細画像として複数の医師が同時にモニターできるようになり，複数医師の連携による消化管内の処置が可能となった．こういった機器の発展過程に歩調を合わせるかのように日本社会は高齢化が進行していった．この高齢化社会とそれにともなう社会情勢の変化は医療の世界では在宅医療への流れということにほかならない．高齢者数の絶対的増加により脳血管障害などが原因となり寝たきりとなる患者さんの数は増加の一途をたどっている．さらに医療保険制度の改革や介護保険の導入などにより，寝たきりとなられた患者さんの介護の場は施設から在宅療養へと必然的に移行してきている．このような方々の栄養管理に胃瘻の持つメリットが取り上げられPEGという手法が今日脚光をあびてきたのである．PEG自体は1980年から考案された手法であるが，その後の内視鏡機器の発展や造設手法の改善とあいまって，今や安全かつ容易な標準的手法となったわけでる．この古くて新しい手法は，熟練した内視鏡医や外科医などにとっては習得すべき基本的内視鏡技術のひとつとして位置づけられるが，経験の浅い研修医や胃瘻自体をはじめて経験するという開業医などにとっては新しい革新的医療技術に違いない．

　胃瘻の造設とその後の維持管理には医師以外にもさまざまな職種の人たちが関与することになる．胃瘻造設を実施する病医院の内視鏡医や看護師，在宅で胃瘻の維持管理にたずさわるかかりつけ医，訪問看護師と介護サービス提供者などがそうである．この方々にとっては等しく胃瘻に対する正しい理解が必要である．現実問題として，知識不足からくる胃瘻管理の不手際から致命的な経過となった事例も報道されている．本書では，胃瘻にかかわる各職種の方々から参考にしていただけるよう，胃瘻の造設の仕方（PEG）のみならず，そのクリニカルパスやその後の胃瘻の維持管理法，トラブルへの対応など重要な事項も記載した．

　胃瘻は胃内へ栄養剤を直接投与できるルートであるが，このことは胃内へ直達できるユニークかつ優れたアクセスルートでもあるということである．すなわち，胃瘻を栄養投与ルートとは違った利用ができる可能性を秘めているということである．本書では，さまざまな疾患病態に対して，胃瘻を胃内へ直達できるアクセスルートとして応用した処置例をいくつか記載した．また巻末には，現在発売されている胃瘻造設キットや交換用胃瘻カテーテルの一覧や胃瘻の保険上の取り扱いなども挿入した．すぐに役立つ情報であり是非とも活用していただきたい．

本書出版にいたる現在まで多くの支援がありました．私がPEGをはじめて施行したのは，当時PEGについてあまり認知されていなかった1990年のことでした．その場所は，高齢者医療に関して全国的にも先進的役割を果たして来た医療法人社団うすい会・高陽ニュータウン病院でした．うすい会理事長で現広島市医師会会長である碓井静照先生，PEGの有用性を十分に理解いただいた現在の勤務先であるJA広島総合病院の院長・関口善孝先生，胃瘻の応用手技の開発に多大なご協力とご助言をいただいた消化器内科主任部長・石田邦夫先生はじめ小松弘尚先生や同僚の諸先生方に，この紙面を借りて深く感謝の意を表します．クリニカルパスの作成などで尽力いただいた当院看護科の皆様方にも敬意を表するとともに御礼申し上げます．また本書執筆にあたり膨大な資料の整理にご協力いただいた共和医理器株式会社の川崎健作氏と土井基宏氏，ボストンサイエンティフィックジャパン株式会社の岡とも子氏と野間勝典氏，株式会社メディコンの中原浩雅氏，クリエートメディック株式会社の越智進氏，その他の多くの関係諸氏に深謝いたします．さらに本書出版にあたっては，卓越した企画力と決断力でここまでご指導いただいた新興医学出版社・服部秀夫氏と，編集校正の実務できめ細かくご指導いただいた渡瀬保弘氏に心より御礼申し上げます．

2004年1月

徳 毛 宏 則

目　　次

胃瘻とは ……………………………………………………………………… 1
 1．PEGとは ……………………………………………………………………… 1
 2．PEGを施行する目的 ………………………………………………………… 2
 3．PEGの有用性 ………………………………………………………………… 2
 4．PEGの適応 …………………………………………………………………… 3
 5．PEGのできない状態 ………………………………………………………… 3
 6．PEG施行に際し考慮すべき事項 …………………………………………… 4

胃瘻造設の実際 ……………………………………………………………… 5
 A．Pull法とPush法 …………………………………………………………… 5
  1．胃瘻カテーテルについて …………………………………………………… 5
  2．PEGの手技三法の特徴 ……………………………………………………… 7
  3．Pull法の実際 ………………………………………………………………… 9
  4．Push法の実際 ……………………………………………………………… 10
 B．Introducer法 ……………………………………………………………… 11
  1．胃壁固定について …………………………………………………………… 11
  2．胃壁固定の実際 ……………………………………………………………… 11
  3．Introducer法の実際 ……………………………………………………… 12

胃瘻造設早期の管理と栄養剤投与の基本 ………………………………… 15
 1．胃瘻造設後早期の管理 ……………………………………………………… 15
 2．経腸栄養の基本 ……………………………………………………………… 16

カテーテル交換とトラブルシューティング ……………………………… 20
 1．胃瘻カテーテル交換の方法 ………………………………………………… 20
 2．トラブルシューティング …………………………………………………… 20

PEGのクリニカルパス ……………………………………………………… 25
 1．クリニカルパスとは ………………………………………………………… 25
 2．PEG施行時のクリニカルパス使用の有用性 ……………………………… 25
 3．JA広島総合病院消化器内科におけるPEGのクリニカルパス …………… 25

胃瘻の在宅管理 …………………………………………………………………31
- 1．胃瘻患者の在宅管理モデル ………………………………………………31
- 2．胃瘻造設前から在宅管理まで ……………………………………………31
- 3．在宅での胃瘻の管理 ………………………………………………………32

PEG類似の手技 …………………………………………………………………36
- 1．経皮内視鏡的空腸瘻造設術 ………………………………………………36
- 2．経皮経食道胃管挿入術 ……………………………………………………37

消化管悪性狭窄に対する胃瘻の応用 ……………………………………41
- 1．経胃瘻胃内減圧術 …………………………………………………………41
- 2．経胃瘻ステント留置術 ……………………………………………………41

内視鏡的粘膜切除術における胃瘻の応用 ………………………………45
- 1．胃瘻下内視鏡的粘膜切除術 ………………………………………………45

外瘻胆汁を消化管内に戻す経路としての胃瘻の応用 ………………50
- 1．経胃瘻的外胆道消化管ドレナージ ………………………………………50
- 2．胃瘻栄養下経胃瘻的外胆道空腸ドレナージ ……………………………52

巻末資料 …………………………………………………………………………55

胃瘻とは？

胃瘻とはいったい何か？　そしてその胃瘻を作製する手技である経皮内視鏡的胃瘻造設術（Percutaneous endoscopic gastrostomy：PEG）とは？　実地医家として胃瘻やPEGについて何を知らねばならないか．これらのことを考えれば考えるほど医学の本質に関わってくることに気付くであろう．PEGの本質を表すキーワードは，「QOL」(Quality of Life) である．QOLを考慮したPEGが活躍する現実の場面は，在宅医療であったり先進的医療への活用であったりするのである．本書を通してPEGの基礎から応用まで理解していただきたい．その内容はPEGを造設する立場にある消化器内視鏡医や外科医のみでなく，多くの適応症例を抱える脳神経外科医や神経内科医，老年病学医，さらに在宅医療を支える一般開業医，研修中の若い医師にとって，知らねばならない必須の事項である．医師のみではない．在宅医療を支える看護師やパラメディカル，ヘルパーらにとってもPEGの原理や日常の管理方法を理解することは非常に重要である．これらのすべての方々にすぐにでも臨床の場で役立てていただきたい．

本章ではPEGの総論的事項について述べることとなるが，次章以降はPEGの手技から始まり，胃瘻の管理や栄養管理方法，PEGを応用した先進的治療処置などを順次述べてゆく．PEGをとおして患者さんのQOLについて振り返っていただきたいと考えている．

1. PEGとは

PEGとは何か？　Percutaneous Endoscopic Gastrostomyの略で，通称PEG（ペグ）と呼ばれている．日本語では経皮内視鏡的胃瘻造設術と訳され，その名のごとく内視鏡下に胃瘻を造る手技のことである．胃瘻とは腹壁胃壁を貫通した瘻孔

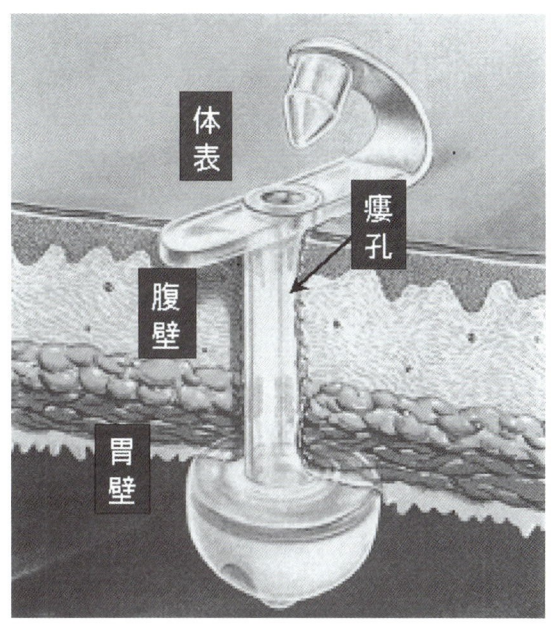

図1　ボタン型胃瘻カテーテル
腹壁と胃壁を貫通した瘻孔にボタン型カテーテルが留置されている．

のことでボタン型カテーテル（図1）やチューブ型カテーテル（図2）が挿入された状態となっている．このカテーテルを通して主として経腸栄養のための流動食が消化管内へ注入されるわけである．大切なことは，胃壁と腹壁が癒着し瘻孔が1本の一体化したトンネル状となりカテーテルが抜去された場合でもずれたりしないことである．このようにしっかりと癒着した瘻孔のことを「完成した胃瘻」といい胃瘻造設から約2週間という期間が必要といわれている．それ以前の未完成な胃瘻では，何らかの理由でカテーテルが抜去された場合に腹膜炎など重篤な早期合併症が起きる可能性があり注意が必要である．

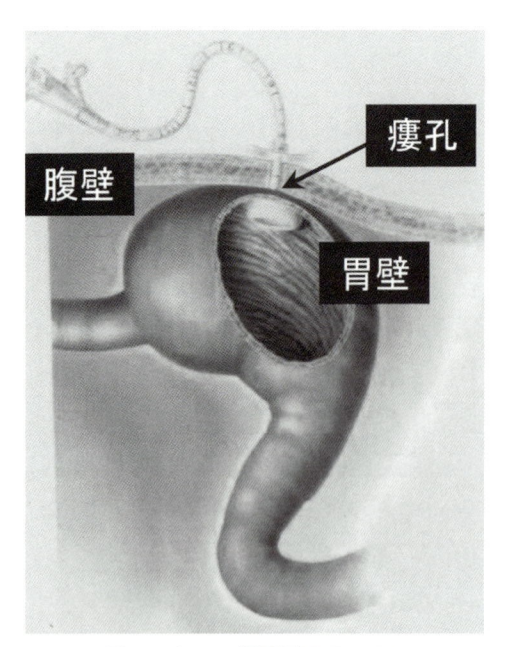

図2 チューブ型胃瘻カテーテル
いずれのカテーテルでも，胃壁と腹壁が密着した瘻孔を形成することが重要である．

表1 PEGの目的

1．栄養注入の経路として
2．胃内の減圧を目的として
3．先進治療への応用

ここで少しPEGの歴史を振り返ってみよう．胃瘻自体は経腸栄養の投与ルートとして以前より外科手術で造設され一定の評価を受けていた．しかし，開腹手術であることへの抵抗感や手術侵襲が比較的大きいこと，術後合併症が比較的多いことなどから広く普及していたとはいえない．1980年アメリカのGaudererとPonskyは歴史的なPEG第一例を成功させた[1]．以後，外科的な胃瘻造設手術にとって代わりPEGの歴史が始まった．特に内視鏡機器の発達，安全性を高める胃壁腹壁の固定法，長期にわたる胃瘻や栄養の管理法の開発などと相まって今日のPEGに至っている．現在，PEGの造設手技には大きく分けて3つの方法がある．すなわち，Pull法[1]，Push法[2]そしてIntroducer法[3]の3法である．これらの手技の違いや特徴については次章で詳述する．欧米ではPEGは消化器内視鏡医の習得すべき基本手技のひとつとして地位を確立しており，PEG件数は年間20万件を超えている．一方わが国では，高齢者人口が爆発的に増加しており，それにともなう脳血管障害後遺症患者の増加など，PEGの適応となりうる患者の激増が現実のものとなってきている．本邦ではまだまだ認知不足のPEGであるが，QOL向上の手段として優れたPEGが医療関係者のみならず一般社会で正しく理解され健全に普及していくことが望まれる．

2．PEGを施行する目的

胃瘻を造る目的にはいくつかある（表1）．もっとも件数として多いものは栄養注入の経路として用いるためである．さらに胃液や腸液を体外に排出するため（減圧目的）のこともある．先進的には，胃内病変を内視鏡的に処置するためのアクセスとして使用したり，体外へドレナージした胆汁の腸管内への再還流のルートとして使ったりすることもある．

3．PEGの有用性

一般的な栄養補給の方法としては，経腸栄養と経静脈栄養の2種類がある．経静脈栄養には末梢静脈栄養と中心静脈栄養がある．末梢静脈栄養は短期間に限られる．中心静脈栄養では計算されたカロリーの補充を比較的長期間投与可能ではあるが，それでも生理的な消化吸収経路である経腸栄養には及ばない．それでは消化管機能は保たれているが経口摂取が不十分な場合を考えてみよう．経腸栄養がもっとも優れているのは明らかである．そこで経腸栄養を選択するとして，次に考えなくてはならないのはその投与経路である．従来は経鼻胃管にて濃厚流動食を投与する方法がとられてきた．経鼻胃管の利点は留置が比較的容易であることであるが，欠点としては，誤嚥性肺炎や逆流性食道炎，鼻翼や咽頭食道の損傷などの合併症が高頻度であることがあげられる．また，自己抜去や胃管の気管内誤留置の問題も重要である．美容的な面での本人家族へのストレスや，在宅で胃管管理する際の家族のストレスなど，心理的側面も忘れてはならない．一方，胃瘻ではこれら経鼻胃管での問題点に関しては圧倒的に有利である．さらに比較的煩雑であった胃瘻の造設に関しても内視鏡的に施行されるようになり患者さんへの負担

表2 PEGの適応となる症例

1. 栄養投与経路としてのPEG
- 脳血管障害，痴呆，神経筋疾患などで嚥下機能や嚥下意欲に障害がある症例
- 頭頸部腫瘍などのため摂食困難のある症例
- 食道・胃噴門部悪性狭窄のある症例
- 長期栄養管理の必要なクローン病症例
- 経鼻胃管よりの栄養投与で誤嚥性肺炎を繰り返す症例

2. 胃内圧の減圧を目的としたPEG
- 癌性腹膜炎などによるイレウス症例

3. 先進的処置への応用としてのPEG
- 治療困難部位への内視鏡的粘膜切除術への応用（胃瘻下内視鏡的粘膜切除術）
- 幽門前庭部悪性狭窄へのステント留置（経胃瘻ステント留置術）
- 外瘻胆汁の消化管内再還流（外胆瘻消化管ドレナージ）

表3 PEGの非適応となる状態

1. PEGが十分な効果を発揮できないと考えられる場合
- 胃瘻造設の術後，長期の生命予後が期待できない症例
- 胃瘻造設の術後，長期にわたる胃瘻管理に問題がある症例

2. 胃内視鏡検査が不可能な場合
- 咽頭喉頭部位の腫瘍で内視鏡が通過不能な症例
- 食道や胃噴門部の腫瘍でステント留置も困難な症例
- 全身状態が不良な場合など内視鏡検査が困難な症例

3. 腹壁と胃の穿刺が困難な場合
- 大量の腹水症例
- 高度の肥満症例
- 高度の肝腫大症例
- 切除胃で腹壁から胃内へ穿刺針が到達しない症例
- 胃腫瘍が穿刺される胃前壁に存在する症例
- 高度の出血傾向症例

が格段に減少した．以上のような理由から，また患者さんのQOLを重視する立場からも，長期にわたる経腸栄養のアクセスとしては内視鏡的胃瘻造設術がもっとも優れていると考えられる[4]．

4．PEGの適応

この項では「どのような人にとってPEGは有用か」という視点から適応を論じてみたい（表2）．栄養注入経路としてのPEGの適応となる疾患は，表2の1のごとくさまざまな理由で経口摂取が障害されている例があげられる．現実問題としては脳血管障害や痴呆によりPEGの適応となる人が多い．食道，胃噴門部悪性狭窄例では，最近はステント（Self-expandable Metallic Stent：EMS）の有用性が広く認められており，可能であればEMSが第一選択となろう．しかし，ステント内腫瘍発育などによりEMSの再狭窄が起こることが問題である．そこでEMSにて上部消化管内視鏡が胃内に通過到達できるときにあらかじめPEGを造設しておき，EMS再閉塞時には胃瘻より栄養投与するという方法もあるが，その評価は定まってはいない．クローン病のように比較的大量の成分栄養剤を長期間投与する必要がある場合，胃瘻より投与することで飲用のストレスから開放されるというメリットもある．さらに経鼻胃管の留置が原因と思われる誤嚥性肺炎を繰り返す症例を実際に経験することがある．下部食道括約筋の機能が低下し食道胃接合部の逆流防止機能が低下した状態で注入流動食が胃管に沿って胃より食道へさらに上部食道から気管へと逆流し誤嚥性肺炎を繰り返すと考えられている．これらの症例においてもPEGの適応があると考えられる．

これら栄養補給のアクセスとしての適応のほかに減圧目的にPEGがなされることもある[5]．これはおもに胃より肛門側の消化管悪性狭窄の場合である．胃内に貯留した消化液のドレナージが目的である．しかし特に胃前庭部悪性狭窄に対しては，PEGを施行しその胃瘻から狭窄部にEMSを留置する経胃瘻ステント留置術が有用であり，その後にステント再狭窄のときには減圧目的のドレナージが可能となる．これら先進的治療への応用については別項目で詳述する．

5．PEGのできない状態（非適応）

PEGの絶対的非適応は少ないと考えられる．高度の出血傾向のために皮膚切開自体に躊躇する場合や全身状態不良で胃内視鏡検査の施行にも躊躇する場合は絶対的非適応と考えられる．そのほかにもPEG施行に際して技術的な面から困難な状態も存在する（表3）．重要なことは，何よりもまずPEG施行が患者さんにメリットがなくてはならない，ということである．たとえば，生命予後が不良な場合では減圧目的など特殊な場合以外にはPEGはすべきではなかろう．また，予後はよくても家族の協力が得られないなどの理由でその後の

胃瘻管理ができない場合も栄養補給目的のPEGの適応からはずれる．

6．PEG施行に際し考慮すべき事項

QOL向上に寄与できる良い手法と考えられているPEGであるが，最後に2点ほど注意すべき点をあげておく．

第一点はInformed Consent（IC，説明と同意）の問題である．本来，処置を受ける患者さん自身がPEGのメリットとデメリットを十分理解したうえでの同意が必要である．しかしながらPEGの適応患者の多くは，痴呆であったり寝たきりであったりするのである．すなわち，PEGという処置の説明を正しく理解しさらに自らの意志を十分表示のできる状態ではないことが多いのである．そこで，家族に説明し同意を得ることとなる．従来，医療サイドのみの視点から栄養管理におけるメリットのみを強調しPEGがなされてきたきらいがある．けっして医療サイドの都合や早期退院の目的からPEGを家族に薦めることがあってはならない．われわれ医療従事者はこのことを認識し謙虚にならなければならない．

第二の注意点は，PEG施行後の長期にわたる胃瘻や栄養の管理に関しての問題である．PEG施行は問題なくできたとしても以後の長期にわたる管理を誰がするのか？　家族にその熱意と意欲があるのか？　胃瘻にトラブルが生じた際には誰が対応するのか？　かかりつけ医にそれが可能なのか？　PEG施行前にこれらの問題を解決しておく必要がある．これらの問題は胃瘻だけの問題ではなく，患者さんを取り巻くケアや治療の問題なのである．

たとえば，脳血管障害後遺症で寝たきりになった患者さんを在宅でケアするとして，PEGはたしかにメリットの多い方法である．しかし日々の注入食の調整や胃瘻カテーテルの管理など，この患者さんをケアする家族らがマスターしなければならないことが山積みである．患者さんや家族に胃瘻管理の教育をし，胃瘻の緊急のトラブルに対応しなければならないのはわれわれである．医療スタッフや介護スタッフには，PEGに関する十分な知識と経験が必要とされているのである．

文　献

1) Gauderer MWL, Ponsky JL, Izant RJ：Gastrostomy without laparotomy：A Percutaneous endoscopic technique. J Pediatr Surg 15：872-875, 1980

2) Sacks BA, Vine HS, Palestrant AM, et al：A non-operative technique for establishment of a gastrostomy in the dog. Invest Radiol 18：485-497, 1983

3) 上野文昭，門田俊夫：経皮内視鏡的胃瘻造設術；簡素化された新手技に関する報告．Progress of Digestive Endoscopy 23：60-62, 1983

4) American Gastroenterological Association：American Gastroenterological Association technical review on tube feeding for enteral nutrition. Gastroenterology 108：1282-1301, 1995

5) Herman LL, Hoskins WJ, Shike M：Percutaneous endoscopic gastrostomy for decompression of the stomach and small bowel. Gastroint Endosc 38：314-318, 1992

胃瘻造設の実際
A．Pull 法と Push 法

本章と次章で胃瘻造設の実際の手技について述べる．臨床現場ではいくつかのメーカーから発売された数種類の胃瘻造設キット（PEG キット）が利用可能である．これらのキットはその造設方法から三種の方法に分類される．これらの方法の差異と特徴を十分理解したうえでキット製品を選択し安全に胃瘻造設を実施していただきたい．これらの造設方法と留置する胃瘻カテーテルは密接に関連しており，まずカテーテルの理解が必要である．

1. 胃瘻カテーテルについて

胃瘻カテーテルは先端の性状，すなわち胃内のストッパー部分の形からは二型に分けることができる．つまり，形状はさまざまながら固定したタイプのバンパー型と，可変形状であるバルーン型である．バンパー型は形状が固定しているため体外への逸脱の心配がほとんどない．これは利点でもあるが，逆にカテーテルの交換には原則的に内視鏡による回収が必要となり欠点でもある．さらにバンパー埋没の可能性もあるとされている．一方バルーン型では，バルーンの破損などにより逸脱が起こりうる．前にも述べたが，完成した胃瘻となる前にカテーテルが逸脱した場合には，腹膜炎など重篤な合併症発症のおそれがあり問題である．この問題を回避するための方策（胃壁固定）が必要となる．しかしながらバルーン型ではカテーテルの交換が非常に容易であるというメリットがある．

次に胃瘻カテーテルは体外部分の形状からは，チューブ型とボタン型の二型に分類できる．チューブ型は体外部分が長いため，栄養剤注入のための接続は容易であるが，逆に介護の際カテーテルが邪魔になったりカテーテル内面の汚染が起こりや

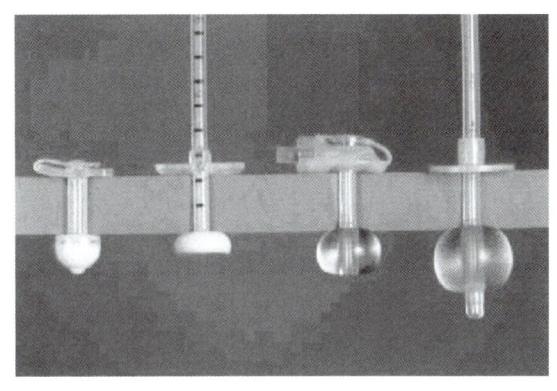

図3　4種の胃瘻カテーテル
左より順に，バンパー・ボタン型，バンパー・チューブ型，バルーン・ボタン型，バルーン・チューブ型の胃瘻カテーテル．

すい．また痴呆など手悪さでの自己抜去も起こりやすい．一方ボタン型は栄養剤注入時の接続はやや煩雑であるが介護は容易であり，自己抜去も起こりにくい．特に日常活動動作（ADL）の保たれた運動制限のない人にとっては最適と思われる．

以上の分類の組み合わせから次の四種のカテーテルが存在することとなる（図3）．
- バンパー・チューブ型
- バンパー・ボタン型
- バルーン・チューブ型
- バルーン・ボタン型

現在市販されている胃瘻カテーテルをこの分類にしたがって分けたものを表4に示す．このうち，バンパー・チューブ型カテーテルは後に述べる Pull 法，Push 法で留置される場合の PEG 導入時胃瘻カテーテルである．バンパー・ボタン型カテーテルはバードジェニーシステムのようにチューブ型カテーテルを切断してボタン型に変更するタイプや，カテーテル交換時に交換用カテーテルとして

表4　市販されている各種の胃瘻カテーテル

分類	商品名	メーカー名	径	サイズ	備考
バルーン・ボタン型	マイクロベーシブミニボタン	ボストン	16, 18, 20, 24 Fr	1.7/2.5/3.5/4.4 cm	
	バードガストロチューブ（ウィザード）	メディコン	16, 20, 24 Fr	1.2/1.7/2.4/3.4/4.4 cm	16 Fr のみ 2.4 cm まで
	MICKEY ガストロストミーキット	センチュリー	14, 16, 18, 20, 24 Fr	0.8/1/1.2/1.5/1.7/2.3 2.5/2.7/3/3.5/4/4.5 cm	
	ネオフィードガストロキット	トップ	14, 16, 18, 20, 24 Fr	0.8/1/1.2/1.5/1.7/2.3 2.5/2.7/3/3.5/4/4.5 cm	
	カンガルーミニボタン	シャーウッド	16, 20, 24 Fr	2/2.5/3/3.5/4 cm	

分類	商品名	メーカー名	径・サイズ・容量	備考
バルーン・チューブ型	PEG 交換用バルーンチューブ	COOK	18/20/22/24 Fr　各 20 ml	
	胃瘻交換用カテーテル	クリエートメディック	12/14/16/18/20/22/24 Fr　各 225 mm　12/14 Fr は 5 ml, その他 10 ml	
	胃瘻交換用カテーテル（偏平バルンタイプ）	クリエートメディック	12/14/16/18/20/22/24 Fr　各 225 mm　12/14 Fr は 3 ml, その他 5 ml	
	カンガルーバルーン G チューブ	シャーウッド	14, 16, 18, 20, 24 Fr	
	バードガストロミーチューブ	メディコン	12/14 Fr・5 ml　16/18/20/22/24 Fr・20 ml	
	ネオフィードガストロストミーキット	トップ	12/14/16/18/20/22/24 Fr	
	MIC ガストロストミーチューブ	センチュリー	12/14/16/18/20/22/24/26/28/30 Fr	
	バルーン G チューブ	ボストン	16/18/20/22/24 Fr　各 20 ml	
	留置カテーテル	住友ベークライト	12 Fr	
	リプレイスメントチューブ	アボットジャパン	14/18 Fr	

分類	商品名	メーカー名	径	サイズ	備考
バンパー・ボタン型	PASSPORT	COOK	20/22 G	1.2/1.7/2.4/3.4/4.4 cm	
	カンガルーボタン	シャーウッド	16 Fr / 20 Fr	1.5/1.7/2/2.4/2.7/3/3.5 cm / 1.5/2/2.5/3/3.5/4/4.5/5 cm	
	ガストロボタン	メディコン	18 Fr / 24 Fr / 28 Fr	1.2/1.7/2.4/3.4 / 1.2/1.7/2.4/3.4/4.4 cm / 1.5/2.7/4.3 cm	
	マイクロベーシブボタン	ボストン	18 Fr / 24 Fr / 28 Fr	1.7/2.4/3.4/4.4 / 1.7/2.4/3.4/4.4 cm / 1.5/2.8/4.3 cm	

分類	商品名	メーカー名	径・サイズ・容量	備考
バンパー・チューブ型	カンガルーモナーク G-チューブ	シャーウッド	20 Fr	
	セキュリティー交換用チューブ	ボストン	15/20/24 Fr	
	バードジェニーシステム NBR タイプ	メディコン	20 Fr	
	ポンスキー NBR カテーテル	メディコン	16/20 Fr	
	フリクション・ロックマレコットラッセル 胃瘻交換用カテーテル	COOK	15.5 Fr　25 cm	

表5　胃瘻造設手技の特徴

	Pull 法	Push 法	Introducer 法
留置カテーテル			
外径	18〜20 Fr	18〜20 Fr	13〜15 Fr
タイプ	バンパー・チューブ型	バンパー・チューブ型	バルーン・チューブ型
胃壁固定の必要性	施行が望ましい	施行が望ましい	必要
内視鏡挿入回数	2回	2回	1回
胃瘻造設操作			
清潔操作	×（口腔通過）	×（口腔通過）	○
胃瘻部の汚染	可能性あり	可能性あり	なし
カテ挿入時苦痛	あり	あり	なし
術後のカテーテル管理			
瘻孔拡張（カテ交換）	不要	不要	任意
カテーテル交換手技	煩雑	煩雑	容易・安全
交換時内視鏡必要	望ましい	望ましい	不要
経皮的抜去時苦痛	あり	あり	なし
キット例	メディコン社製 バードファストラック PEG キット	アボットジャパン社製 ザックスバイン ガストロストミーキット	クリエートメディック社製 経皮的瘻用カテーテル キット

使用されるものがある．バルーン・チューブ型カテーテルは Introducer 法で使用される導入時カテーテルである．さらに交換用カテーテルとしても広く使用されている．バルーン・ボタン型カテーテルは交換用カテーテルとして使用されることが多い．以上の差異や特徴を理解して最適なカテーテルを使用していただきたい．

2．PEG の手技三法の特徴

現在，PEG の造設手技には大きく分けて 3 つの方法がある．すなわち，Pull 法[1]，Push 法[2]そして Introducer 法[3]の 3 法である．このうち Pull 法と Push 法は類似した方法である．長いバンパー・チューブ型カテーテルの導入部を経口的に挿入し，食道と胃を通過させ最終的には胃内から体外へカテーテルを引き出すという方法である．胃瘻カテーテルを主として腹壁側体外から引いて挿入してゆく方法を Pull 法，ガイドワイヤーを軸としてそれに沿わせて主として押して挿入する方法を Push 法という．これらの方法に対し Introducer 法は，胃瘻造設の操作をすべて腹壁側から行いバルーン・チューブ型胃瘻カテーテルを腹壁側から胃内腔にむけて挿入する方法である．それぞれの特徴について表 5 にまとめた．

Pull 法，Push 法では，一期的に 18 F〜20 F の太さのバンパー・チューブ型胃瘻カテーテルを造設することができる．原則的には胃壁固定（胃壁と腹壁を特殊器具で縫合固定すること）を必要とせず手技が簡単である．しかし内視鏡を二度挿入する必要があること，バンパーが咽頭を通過する際に不潔となったまま胃瘻部に導入されるため，咽頭に MRSA 感染等がある場合など胃瘻部への感染の伝播が問題となることもある．また，カテーテルの交換の場合，古いカテーテル回収のために内視鏡が必要であったり，製品によっては用手的な抜去が可能であってもかなりの苦痛や胃瘻瘻孔の損傷をともなうことが指摘されている[4,5]．

一方，Introducer 法では，一期的に 15 Fr までのバルーン・チューブ型胃瘻カテーテルが留置可能である．また前述した理由から原則的に胃壁固定が必要である．18 Fr〜20 Fr 胃瘻カテーテルを使用する場合には後に交換挿入する必要があるが，この瘻孔拡張とカテーテル交換は必ずしも必要ではない．交換する場合は胃壁固定されていることやバルーン型カテーテルであるため安全で容易に交換できる．PEG 施行に際しては腹壁の術野をすべて清潔操作とするため胃瘻部感染の可能性は低い．

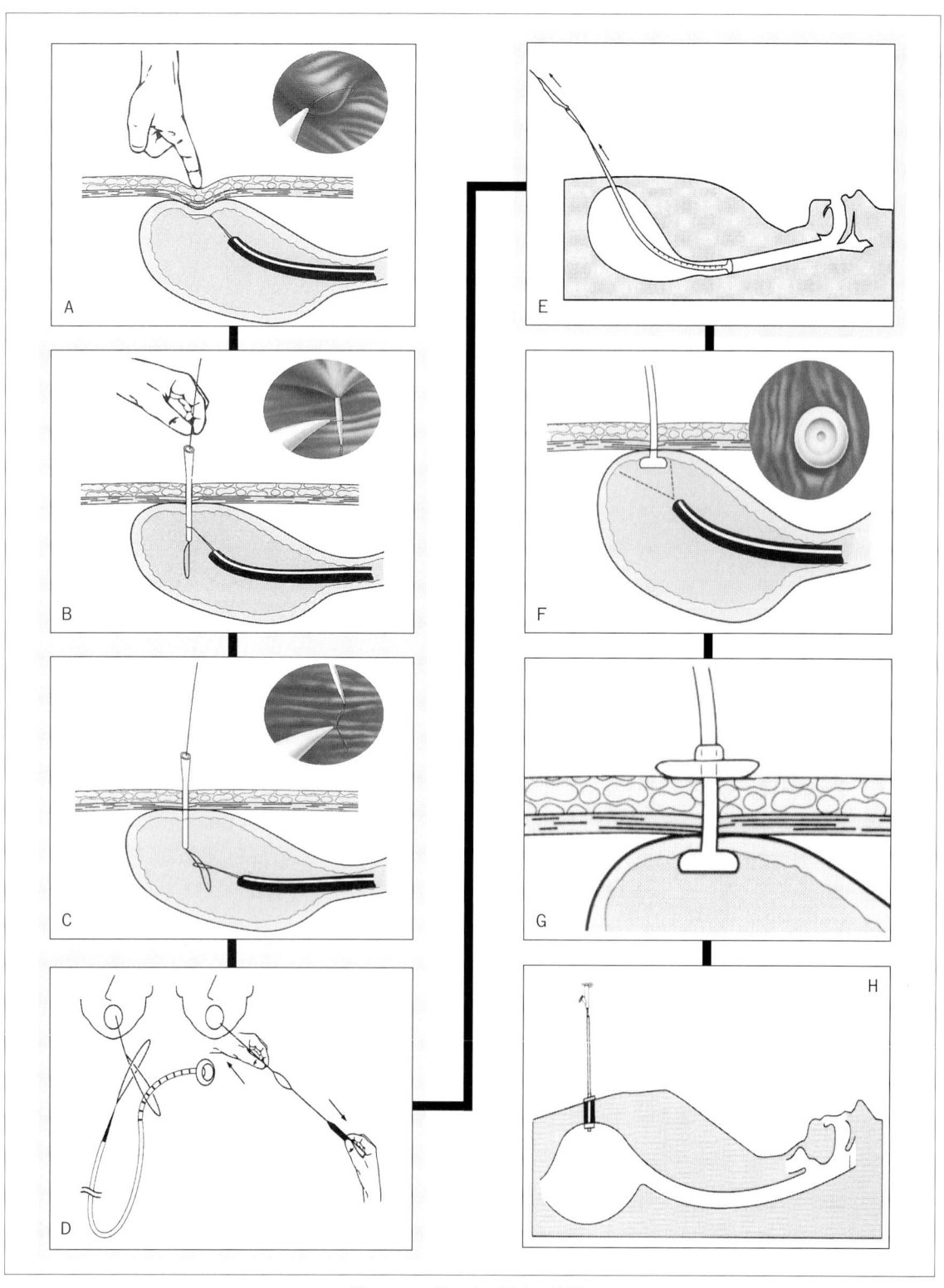

図 4　Pull 法による胃瘻の造設
A・F・G・H については Push 法でも同様の手技である．Push 法では B〜E の部分が図 5 に示す B′〜E′に差し換わる．
詳細は本文参照のこと．

3. Pull 法の実際

以下の施行手順（キ）の後に腹壁固定をすることが望ましい．腹壁固定の詳細は次章に譲り，今回はバード PEG キットを例として，一般的な Pull 法の手順を述べることとする．

1）術前準備

通常は，内視鏡室で施行する．実施スタッフとしては，内視鏡を担当する医師と腹壁を穿刺する医師，それに補助のための看護師もしくは内視鏡技師が 1 ないし 2 名である．準備する器材は上部消化管内視鏡と PEG キットはもちろんだが，その他に一般的な小縫合セットに加え手術用滅菌シーツが数枚必要である．患者さんには前日に下剤投与などして横行結腸の内容を空虚にしておいたほうが，結腸の誤穿刺を防ぐためにもよい．通常の上部消化管内視鏡検査と同様，術当日の朝から絶飲食とする．なお必要に応じて腹部の剃毛も行う．

2）施行手順

（ア）静脈確保を行い，血圧および酸素飽和度のモニターを装着する．

（イ）咽頭麻酔を通常の上部消化管内視鏡検査のごとくキシロカインビスカスおよびキシロカインスプレーで行う．

（ウ）鎮痙剤，鎮静剤を投与する．たとえば臭化スコポラミン 1 アンプル筋注，フルニトラザパム 2 mg を生食 100 ml に溶き効果あるまで点滴．

（エ）患者さんは仰臥位とし，腹壁穿刺担当医師は腹部を広くイソジン消毒し穴あき滅菌シーツをかける．

（オ）内視鏡担当医師は内視鏡を挿入し胃内を観察する．

（カ）内視鏡から十分送気し胃を膨らませる．腹壁穿刺担当医師は腹壁を指で圧迫しその圧迫が直接胃前壁の膨隆として観察される部位を探す（図 4 A）．内視鏡室を暗くし，内視鏡先端の光を腹壁側から観察することもガイドとなる．横行結腸や肝臓の左葉を腹壁と胃壁の間にはさみ込まないよう気をつけなくてはならない．

（キ）穿刺部位が決定したらその部を中心に広く局所麻酔する．さらにカテラン針を進めて胃内に針先が出でくるのを内視鏡下に観察する．このカテラン針から注射器をはずし腹壁に留めておくことで，腹壁から胃内までの厚みと穿刺位置と方向の指標となる．

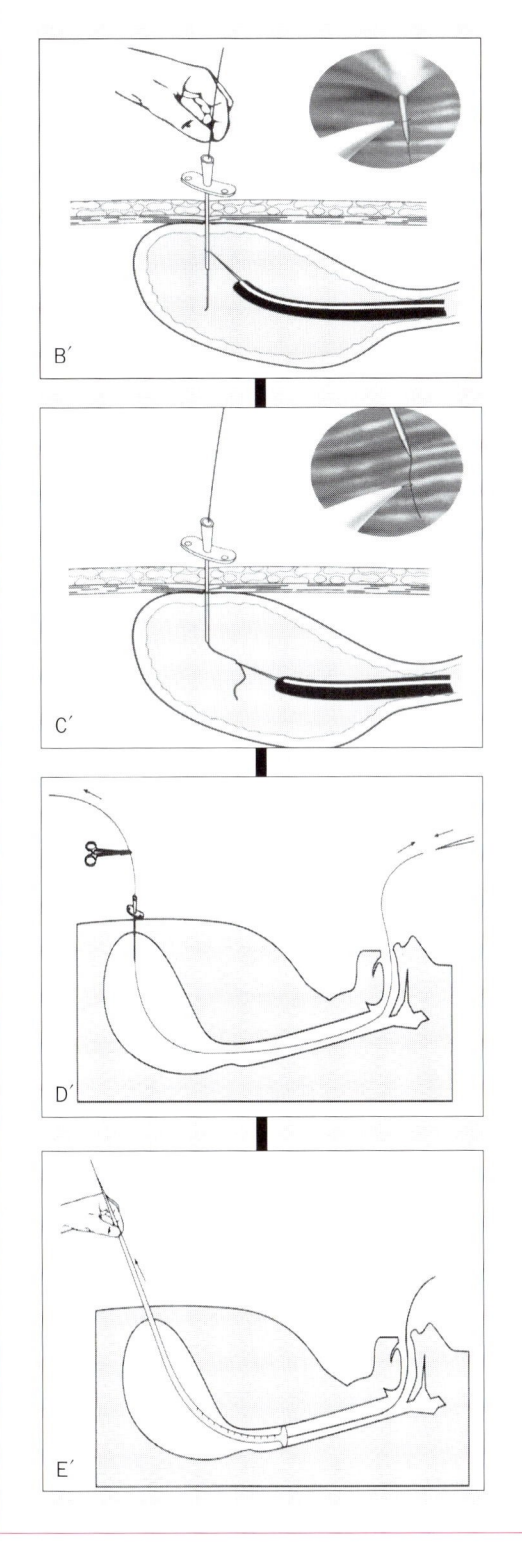

図 5　Push 法による胃瘻の造設
前後の手技については図 4 も参照のこと．

（ク）内視鏡医師はポリペクトミー用のスネアを内視鏡の鉗子孔から挿入し穿刺予定部位にスネアを開く．

（ケ）麻酔した皮膚に約1cmの皮膚切開を加え同部からシース付14Gニードルを胃内まで穿刺する．内視鏡医師はスネアでシースを把持する．腹壁穿刺担当医師はシースのみ残して内針を抜去し，ループワイヤーを胃内に挿入する（図4B）．

（コ）ループワイヤーが胃内に挿入されたら，スネアをずらしてループワイヤーをしっかり把持し内視鏡とともに口から抜去する（図4C）．

（サ）口から出てきたループワイヤーとPull型カテーテルの導入部側のループを図のごとく結紮する（図4D）．

（シ）腹壁側医師はループワイヤーを引っ張り，Pull型カテーテルの導入部を胃から腹壁側に引き出し，さらにカテーテルのバンパーが胃壁にあたるまで引いて行く（図4E）．

（ス）内視鏡を再度挿入しカテーテルのバンパーが胃壁に確実に固定されていることを確認する（図4F）．

（セ）チューブストッパーをカテーテルに装着し，皮膚表面にまでずらし固定する（図4G）．

（ソ）カテーテルを適当な長さで切断しその断端にフィーディングアダプターを接続し，内視鏡を抜去して終了する（図4H）．

（タ）なお，必要に応じてベンゾジアゼピン拮抗薬フルマゼニル0.5mgを投与する．

4．Push法の実際

Push法の手順は基本的にPull法と同一で，違うところを中心に解説する．

1）術前準備
Pull法と同一である．

2）施行手順
（ア）～（ク）まではPull法と同一である．

（ケ）麻酔した皮膚に約1cmの皮膚切開を加え同部からシース付18Gニードルを胃内まで穿刺する．内視鏡医師はスネアでシースを把持する．腹壁穿刺担当医師はシースのみ残して内針を抜去し，0.035インチガイドワイヤーを胃内に挿入する（図5B'）．

（コ）ガイドワイヤーが胃内に挿入されたら，スネアをずらしてガイドワイヤーをしっかり把持し内視鏡とともに口から抜去する（図5C'）．

（サ）口から出てきたガイドワイヤーを十分引き出した後，Push型カテーテルの導入部側から通し出し，ガイドワイヤーを口側と体表上から軽くテンションをかけながら，ガイドワイヤーにそわせてPush型カテーテルを押し込んでゆく（図5D'）．

（シ）腹壁側医師は腹壁から出てきたPush型カテーテルの導入部を引き出し，さらにカテーテルのバンパーが胃壁にあたるまで引いて行く（図5E'）．

（ス）～（タ）はPull法と同一である．

文　献

1) Gauderer MWL, Ponsky JL, Izant RJ：Gastrostomy without laparotomy：A Percutaneous endoscopic technique. J Pediatr Surg 15：872-875, 1980

2) Sacks BA, Vine HS, Palestrant AM, et al：A non-operative technique for establishment of a gastrostomy in the dog. Invest Radiol 18：485-497, 1983

3) 上野文昭，門田俊夫：経皮内視鏡的胃瘻造設術；簡素化された新手技に関する報告．Progress of Digestive Endoscopy 23：60-62, 1983

4) 宮内邦浩，鳴尾　仁，森瀬昌樹，他：経皮内視鏡的胃瘻造設―Push法とIntroducer法との比較検討―. Gastroenterol Endosc 34：2309-2314, 1992

5) Kozarek RA, Ball TJ, Ryan JA：When push comes to shove：a comparison between two methods of persutaneous Endoscopic gastrostomy. Am J Gastroenterol 81：642-646, 1986

B．Introducer 法

　本章では，前章に引き続き胃瘻造設の手技を詳述する．今回は Introducer 法[1,2]について述べるが，実際に当院で施行する PEG のほとんどはこの方法によっている．それには前章で述べたごとくのいくつかの理由があるからだが，現在ある 3 法のうちではもっとも優れた方法と考えている[3,4]．本法では胃壁固定をすることが原則的に必要である．胃壁固定の必要性と有用性についてまず理解しなくてはならない．

1．胃壁固定について

　完成された胃瘻では，線維性の組織により胃壁と腹壁は癒着した状態となっており，胃内容が腹腔内に漏れ出ることはない．このような理想的な胃瘻を完成させるためには，胃壁と腹壁が同一位置で一定期間密着する必要がある．この期間は一般的には胃瘻造設から約 2 週間と言われている．この完全癒着に至る以前に何らかの理由でカテーテルが抜けてしまい新たに挿入したカテーテルが胃内に入らず腹腔内に誤挿入されそれに気づかず栄養剤を注入したら，腹膜炎という生命に関わる重大な事態になってしまう．実際，PEG が広まっていく過程でこれに類似したいくつかの事故とも言うべき事態が発生し報道されている．このような腹膜炎が起きる要因には次の事態が考えられる．まず今述べたように，胃壁と腹壁との癒着が不十分な早い時期にカテーテルが抜けてしまい胃壁と腹壁の位置にずれが出た場合，カテーテルの再挿入の際に腹腔に入り込む可能性が考えられる（図 6）．つぎに考えられる事態として，胃壁と腹壁が密着せずある距離をもって線維性組織による筒状の瘻孔が形成された場合にもこの弱い線維性組織の部分からカテーテルが腹腔内にとび出る可能性があると考えられる（図 7）．さらにバンパー式カテーテルの交換では用手的抜去の際に瘻孔壁が破壊され再挿入時に損傷瘻孔より腹腔内に誤挿入する可能性も指摘されている[5]．これらすべての事態を避けるための確実な方法が，胃壁と腹壁の縫合固定（胃壁固定）なのである．

2．胃壁固定の実際

　具体的には胃壁固定のための 2 種類のキットが市販されており，それを利用することになる．ひとつはダイナボット社製 T ファスナーである．T ファスナーは穿刺した針の先端からストッパーを胃内に入れ腹壁側にはスポンジ状のストッパーで挟みつけ固定する方法である．もうひとつのキットはクリエートメディック社製の鮒田式固定器具である．本稿ではこの固定具による胃壁固定を述べる．まず鮒田式固定器具の構造を理解するとよい．この固定具は 2 本の平行に固定された穿刺針からなり，第一の穿刺針には特殊に成形されたスネアーが内蔵されている．このスネアーは針先から出ると第二の穿刺針の先端を囲むように開くようになっている．ここで第二の穿刺針から縫合糸を入れると第一の穿刺針から出たスネアーの中に出てくるのでスネアーを閉じることで縫合糸を第一の穿刺針側に受け渡すことができるのである．縫合糸には腰のある吸収糸を使うことで抜糸の必要もなく一定期間の胃壁固定ができるので有用である．当科では BIOSYN（CM-903）糸付針の糸の部分を切って使用している．実際の手技を述べる．まず胃瘻形成予定部位を決め，その左に約 10 mm 離れたところに吸収糸を第二の針の針先直前まで入れておいた胃壁固定具を胃内腔に向けて穿刺する（図 8 A）．胃内腔に出た 2 本の針先を確認し，第一の針よりスネアーを開き（図 8 B）その中に第二の針より吸収糸を送り込み（図 8 C）スネ

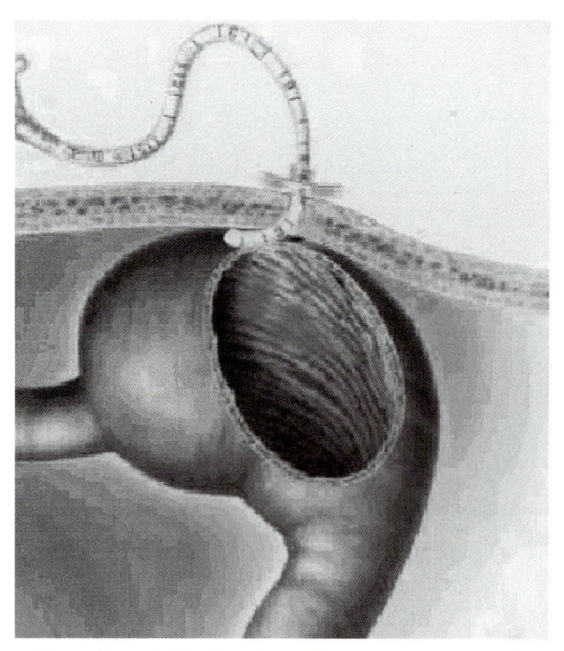

図6　瘻孔形成前に起きる腹腔内への胃瘻カテーテル誤挿入

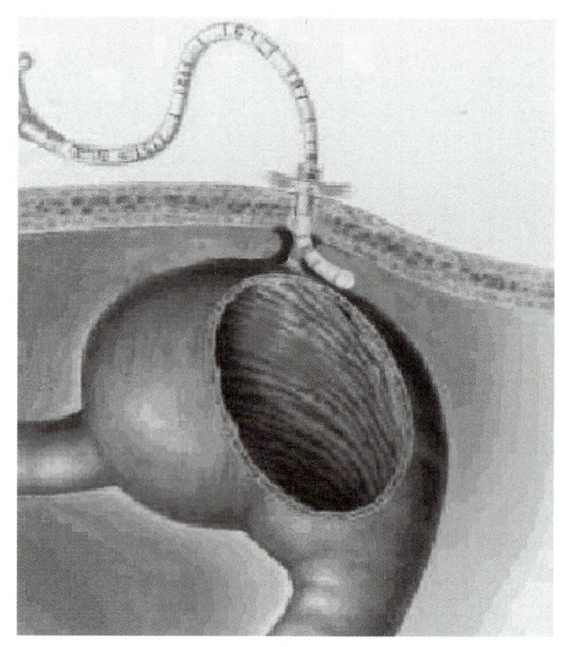

図7　長く脆弱な線維性瘻孔から腹腔内への胃瘻カテーテル誤挿入

アーを閉じて胃内で糸を受け渡す（図8D）．固定具ごと引き抜き（図8E）腹壁上で糸を結紮する（図8F）．この時の結紮は皮膚が軽くくぼむ程度とし，きつく縛り付けないようにする．また結紮後の糸の端は切らず長いままにしておくとよい．この糸を引き気味に支えにして次の穿刺に利用できる．ついで，胃瘻形成予定部の右側10 mmでもまったく同様に結紮固定する．この2ヵ所で固定された中央に胃瘻を造設することとなる．

3．Introducer法の実際

今回は当科で実施しているクリエートメディック社製15 Fr経皮的瘻用カテーテルキットによるIntroducer法の手順を述べる．なおこのキットには上述の鮒田式胃壁固定具が標準で付属している．

1）施行準備

通常は，内視鏡室で施行する．実施スタッフとしては，内視鏡を担当する医師と腹壁を穿刺する医師，それに補助のための看護師もしくは内視鏡技師が1～2名である．準備する器材は上部消化管内視鏡とPEGキットはもちろんだが，その他に一般的な小縫合セットに加え手術用滅菌シーツが数枚必要である．患者さんには前日に下剤投与などして横行結腸の内容を空虚にしておいたほうが，結腸の誤穿刺を防ぐためにもよい．通常の上部消化管内視鏡検査と同様，術当日の朝から絶飲食とする．なお必要に応じて腹部の剃毛も行う．

2）施行手順

（ア）静脈確保を行い，血圧および酸素飽和度のモニターを装着する．

（イ）咽頭麻酔を通常の上部消化管内視鏡検査のごとくキシロカインビスカスおよびキシロカインスプレーで行う．

（ウ）鎮痙剤，鎮静剤を投与する．たとえば臭化スコポラミン1アンプル筋注，フルニトラゼパム2 mgを生食100 mlに溶き効果あるまで点滴．

（エ）患者さんは仰臥位とし，腹壁穿刺担当医師は腹部を広くイソジン消毒し穴あき滅菌シーツをかける．

（オ）内視鏡担当医師は内視鏡を挿入し胃内を観察する．

（カ）内視鏡から十分送気し胃を膨らませる．腹壁穿刺担当医師は腹壁を指で圧迫し，その圧迫が直接胃前壁の膨隆として観察される部位を探す．内視鏡室を暗くし，内視鏡先端の光を腹壁側から観察することもガイドとなる．横行結腸や肝臓の左葉を腹壁と胃壁の間にはさみ込まないよう気をつけなくてはならない．

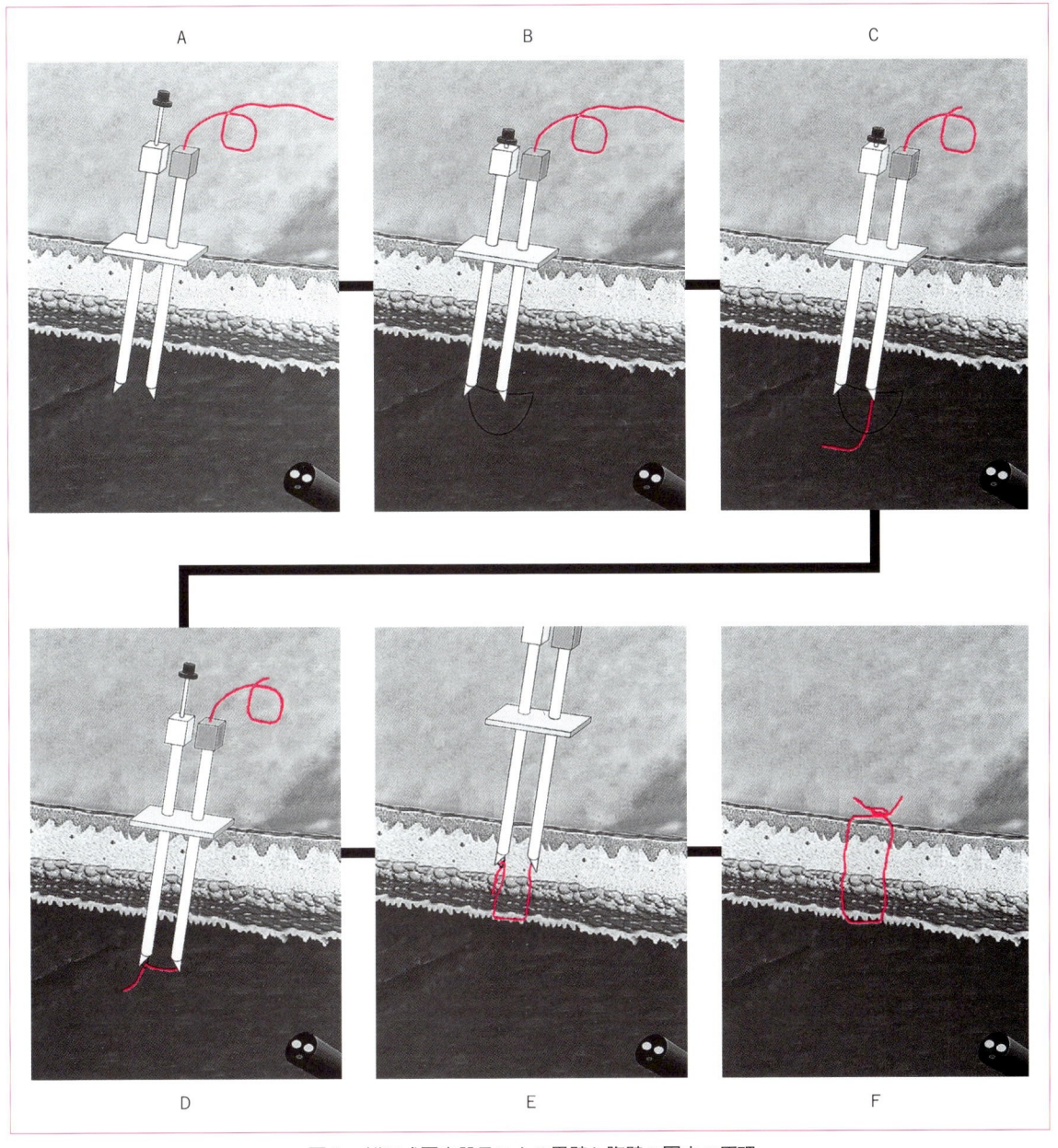

図8　鮒田式固定器具による胃壁と腹壁の固定の原理

（キ）穿刺部位が決定したらその部を中心に広く局所麻酔する．さらにカテラン針を進めて胃内に針先が出てくるのを内視鏡下に観察する．このカテラン針から注射器をはずし腹壁に留めておくことで，腹壁から胃内までの厚みと穿刺位置と方向の指標となる．

（ク）前述の胃壁固定をカテラン針の左右2ヵ所に行う．

（ケ）目安のカテラン針を抜去しその部位に縦に約8mmの皮膚切開を加えペアンにて皮下組織まで鈍的に拡張する．

（コ）キット付属の外套付トロッカーを胃内に慎重に穿刺挿入する（図9A）．この時の胃後壁までの誤穿刺を避けるためのポイントは，胃壁固定した糸の端を引き気味に持つことで胃前壁がトロッカーに押されて後方へたわむのを防ぐこと，トロッ

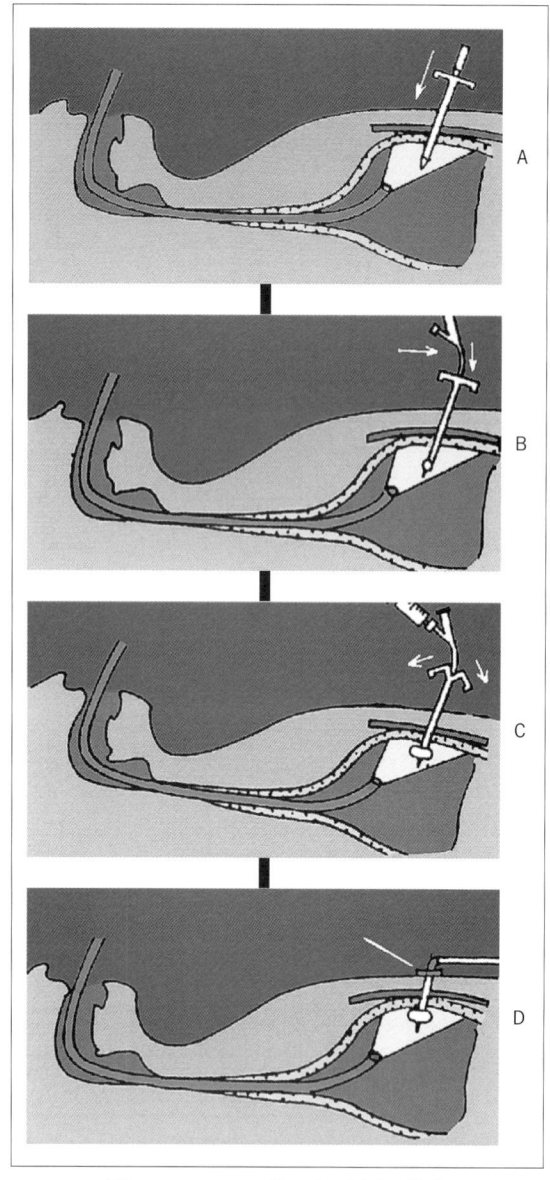

図9 Introducer法による胃瘻の造設

カーは左右へ回転させながら少しずつ進めること，外套が胃内に確認できたらすぐにトロッカー金属針のみ後退させ外套内に収納することの3点である．

（サ）トロッカー金属針を外套から抜去しキット付属のバルーン・チューブ型カテーテルをすばやく挿入し（図9B）規定量の蒸留水でバルーンを膨らませる．

（シ）外套を体外に引き出す．この外套はピールアウェイ式となっているので，割って除去する（図9C）．

（ス）胃内バルーンが胃壁にあたるまで胃瘻カテーテルを引き，カテーテルに装着されている固定版を腹壁までずらし胃内バルーンと固定版で挟み込むように固定する（図9D）．

（セ）内視鏡を抜去して終了する．

（ソ）なお，必要に応じてベンゾジアゼピン拮抗薬フルマゼニル0.5 mgを投与する．

文 献

1）上野文昭，門田俊夫：経皮内視鏡的胃瘻造設術；簡素化された新手技に関する報告．Progress of Digestive Endoscopy 23：60-62, 1983

2）Kodama T, Nakagawa K, Taguchi J, et al：A simplified percutaneous Endoscopic gastrostomy using trochar introducer technique with peelaway sheath. Surg Gynecol Obstetr 173：491-494, 1991

3）宮内邦浩，嶋尾 仁，森瀬昌樹，他：経皮内視鏡的胃瘻造設—Push法とIntroducer法との比較検討—．Gastroenterol Endosc 34：2309-2314, 1992

4）Kozarek RA, Ball TJ, Ryan JA：When push comes to shove：a comparison between two methods of percutaneous endoscopic gastrostomy. Am J Gastroenterol 81：642-646, 1986

5）Fox VL, Abel SD, Malas S, et al：Complications following percutaneous endoscopic gastrostomy and subsequent catheter replacement in children and young adults. Gastrointest Endosc 45：64-71, 1997

胃瘻造設早期の管理と栄養剤投与の基本

前章までに，3種の方法による胃瘻の造設手技を解説した．現実の造設の前後には看護面を中心にさまざまなケアが必要である．特に胃壁と腹壁の癒着がしっかりとするまでの約2週間という早期の管理は重要である．今回はこの術後早期の管理法と栄養投与の基本を当科での実際を中心に詳述する．

1. 胃瘻造設後早期の管理

1）感染防止対策

術創部感染の防止を目的に術直後より3日間広域スペクトルの抗生物質を投与している．

2）出血対策

PEGにて出血が問題となることはまれであるが，術直後の創出血に気をつけねばならない．留置当日は，留置した胃瘻カテーテルに排液バックを接続しカテーテルを開放して胃内容をドレナージしておくことで胃内への出血をモニターしている．なお止血剤は点滴にて術後3日間投与している．抗凝固剤を使用していた症例では，術前術後それぞれ3〜7日間は投与を中止しておく．

3）制酸剤

PEGによる術直後のストレス潰瘍の予防や胃瘻部への胃酸による攻撃因子低減のため，胃内酸性度のコントロールには意義があると考えられる．当科ではH_2アンタゴニストを投与している．

4）疼痛対策

術当日から数日間，術創部の疼痛や胃部のつっぱり感を訴えられることがある．通常は経過観察で軽快することが多いが，訴えが高度な場合はボルタレン座剤で対応が可能である．

5）スキンケア

瘻孔完成までの約2週間は胃瘻部のガーゼ交換は毎日行う．この時には出血，発赤，排膿などの有無をチェックする．カテーテルの挿入部はイソジン綿棒で消毒し乾いた綿棒でふき取る．割ガーゼをあて保護する．膿が出るようであればソフト酸性水で洗浄する．

6）入浴，シャワー

入浴は瘻孔完成後である2週間以降のほうが安全である．その際に，瘻孔周囲炎などがない限りカテーテルや瘻孔を防水被覆する必要はない．シャワーは約1週間後には可能である．

7）カテーテルサイズアップ

当科では胃壁と腹壁を縫合（胃壁固定）した後，Introducer法にて15 Fr バルーン・チューブ型胃瘻カテーテルを留置している．通常の使用にはこのままで問題はないが，やや細いため18 Frカテーテルにサイズアップすることもある．カテーテル交換は念のため術後約2週間以後が望ましい．使用カテーテルがバルーン型カテーテルであることと胃壁固定をしてあるため，カテーテルの交換は非常に安全かつ簡便である．まず15 Frカテーテルのバルーンを虚脱させカテーテルを抜去する．胃瘻部にキシロカインゼリーを少量塗布した後，18 Frバルーンカテーテルを用手的に挿入，十分に胃内に入ってからバルーンに規定量の蒸留水を注入して膨らませ，軽く引いて胃内バルーンを胃壁に密着させ腹壁側ストッパーを固定して終了である．瘻孔が狭く18 Frカテーテルが入りにくい場合はまず16 Frカテーテルを同様の方法で挿入し拡張後さらに18 Frカテーテルを入れると容易に挿入可能である．また，先端の丸いカテーテルやスタイレットを使うと挿入がさらに容易である．実際には当科ではその後の管理を考えさらにバルーン・ボタン型カテーテルへの交換もしている．このように内視鏡を併用しなくても確実に胃内にカテーテルを入れられることが，胃壁固定をした最大のメリッ

表6　栄養剤の投与スケジュール

日	輸液量	胃瘻よりの注入濃度と量
PEG 当日	1600 ml	なし
術後1日目	1200 ml	(5%ブドウ糖液-250 ml) 1日2回
術後2日目	1200 ml	(0.5 Cal/ml EL-250 ml) 1日2回
術後3日目	700 ml	(1.0 Cal/ml EL-350 ml＋水 150 ml) 1日2回
術後4日目〜	なし	(1.0 Cal/ml EL-350 ml＋水 150 ml) 1日3回

（注）EL：栄養剤（例エンシュアリキド）
　　　水：栄養剤注入後のお茶または白湯

トである．

8）栄養剤注入時の体位

胃内に注入された栄養剤が幽門から十二指腸に流れやすく，かつ噴門を通しての食道への逆流を防ぐ体位として，半座位かつ右側臥位（ベッドの上半身を軽く起こし体の右を下にやや横向きとした体位）がよい．

9）輸液，注入栄養剤を含めた水分管理

輸液と胃瘻よりの注入水分量は合わせて管理する必要がある．PEG 施行前に中心静脈栄養により管理されていた症例を例に述べる．胃瘻から注入する栄養剤は急激に高濃度で大量に投与すると下痢をするなどトラブルとなるので徐々に量と濃度をシフトしていったほうがよい．それにつれて輸液量も減量する必要がある．最初は24時間の持続投与を薦める書物もあるが必ずしもその必要はない．胃にはリザーバーとしての機能があるので間歇的な投与でも通常問題はない．すなわち現実的かつ生理的な1日3回投与がよい[1]．その1回投与時間は1時間以上かけるようにする．表6に当科で施行しているシフトの一例を示す．なお，もし下痢などのトラブルがあるようなら次の段階へ進まず症状が収まるまで同じ投与を続けることとしている．なお，PEG 前に経鼻胃管により栄養管理されていた例では術後早期から通常濃度の栄養剤を通常量投与してもかまわない．

2．経腸栄養の基本

胃瘻から投与する経腸栄養剤はいくつかの条件を満たしている必要がある．すなわち，消化吸収が良く栄養バランスが優れていること，さらに pH や浸透圧が適当で安定性が高く副作用がないことなどが必須である．さらに値段や味も加味する必要がある[2]．最近は優れた製剤が開発され胃瘻からの投与に広く利用されている．これらの栄養剤は保険での取り扱いから，医薬品と食品の2種類がありいずれも多くの製剤が市販されている．代表例を表に示す（表7, 8）．また経腸栄養剤はその組成から大きく3つに分類される[3]．

まず，第1のカテゴリーは自然食品流動食である．この自然食品流動食はさらに重湯や牛乳などの液状の自然流動食，通常の粥や副食をミキサーで流動状のものとしたミキサー食，そして自然食品を原料として水分量を少なくしてエネルギー量を高めた濃厚流動食などがある．このカテゴリーは，自然食品として安全であるが，流動性が低いなどの胃瘻からの投与には問題があることや，介護者が食品調整をする手間などに問題が残る．

そこで最近は第2のカテゴリーである人工濃厚流動食が使われることがほとんどである．この人工濃厚流動食は天然食品を素材とし，人工的に処理しアミノ酸やビタミン，微量元素などを添加しバランスよい組成としたものである．これはさらに消化態栄養剤と半消化態栄養剤に分けられる．消化態栄養剤は全ての栄養成分が化学的に組成の明らかなものだけから構成されている合成医薬品で，ほとんどすべてが小腸から吸収される．窒素源としてジペプチドやトリペプチドで構成されているものがツインラインとエンテルードである．消化態栄養剤の中でも特に成分栄養剤とも言われる製剤がある．この製剤（エレンタール）では，窒素源はアミノ酸を，糖質は浸透圧を上昇させないためブドウ糖の代わりにデキストリンを用い，さらに脂肪含有量は低く抑えられたうえにビタミンなどが適量配合されている．このためこの製剤は水に容易に溶解し消化を必要とせず容易に吸収され残渣をほとんど残さないといった優れた特性がある．クローン病の栄養療法に使われているば

表7 主要な医薬品経腸栄養剤

分類		半消化態栄養剤			医薬品 消化態栄養剤				成分栄養剤	
製品名		エンシュアリキッド	ラコール	ハーモニックM (F)	クリニミール	アミノレバンEN	エンテルード	ツインライン	エレンタールP	エレンタール	ヘパンED
製造会社		明治乳業	雪印乳業	ヌトリシア エスエス製薬他	森永乳業	大塚製薬	テルモ	雪印乳業	味の素	味の素	味の素
販売会社		アボットジャパン	大塚製薬		エーザイ	大塚製薬	テルモ	大塚製薬	味の素ファルマ	味の素ファルマ	味の素ファルマ
100 kcalあたりのml (g)	ml (g)	100 ml	100 ml	100 ml	22.3 g	23.8 g	25 g	100 ml	26.7 g	25.6 g	25.8 g
たんぱく質	g	3.52	4.38	4.8	4	6.4	3.8	4.1	4.4	3.1	3.6
脂質	g	3.52	2.23	3	3.1	1.7	1.3	2.8	0.17	0.9	0.9
糖質	g	13.72	15.62	13.5	14	14.8	18	14.7	21.1	19.9	19.9
食物繊維	g	−	−	−	−	−	−	−	−	−	−
ミネラル ナトリウム	mg	80	73.6	92	78	23.2	75	69	86.7	92.8	59.4
塩素	mg	136	117	112	100	104.3	150	107	172.3	164.9	121.6
カリウム	mg	148	138	117	111	84.3	75	118	72.5	158.7	70.3
カルシウム	mg	52	44	48	33.5	27.8	75	44	52.5	109.2	79
ビタミン ビタミンA	I.U.	250	207	160	111.3	222	250	207	216	346	202
ビタミンD	I.U.	20	13.6	0.88	5.58	22	25	13.5	17	109	49
ビタミンB_1	mg	0.15	0.38	0.24	0.13	0.05	0.25	0.2	0.06	0.09	0.29
ビタミンB_2	mg	0.17	0.245	0.4	0.15	0.07	0.25	0.23	0.07	0.11	0.25
ビタミンB_6	mg	0.2	0.375	0.5	0.23	0.12	0.25	0.25	0.09	0.12	0.18
ビタミンB_{12}	μg	0.6	0.32	−	0.18	0.24	0.5	0.32	0.23	0.38	0.71
ビタミンC	mg	15.2	28.1	20	5.58	3.29	50	22.5	2.6	9.18	7.56
葉酸	μg	20	38	90	20	20	50	30	10	20	40
浸透圧	mOsm/L	360	400	350	300	640	446〜481	595〜640	760	520 (1 ml当たり 0.8 kcal)	633
乳糖		−	−	−	−	−	−	−	−	−	−
性状		液体	液体	液体	粉末	粉末	粉末	液体	粉末	粉末	粉末
容量	ml (g)	250 ml/缶 500 ml/パック	200 ml・400 ml	250 ml・500 ml	89 g	50 g	100 g	200 ml+200 ml	80 g・133 g	40 g・80 g	80 g
容器		250 ml・500 ml アルミパック	アルミパウチ アルミパック	瓶 パック	アルミパック	アルミパック	アルミ包装	アルミパウチ	アルミ袋 プラスチック容器	アルミ袋	アルミ袋
特徴 保険上の取り扱い						肝不全用				小児用	肝不全用

表8 主要な食品経腸栄養剤

分類	自然食品流動食	半消化態栄養剤									
保険上の取り扱い		食品									
		液体タイプ 1.0 kcal/m*l* 以上のもの			半消化態栄養剤			液体タイプ 1.5 kcal/m*l* 以上のもの			
製品名	オクノス流動食A	メディエフバッグ	エフツー	MA-8	グルセルナ	インパクト	テルミールミニ	アイソカル・プラス	リーナレン pro1.0	プルモケア
製造会社	ホリカフーズ	味の素	エスエス	森永乳業	アボットジャパン	味の素ファルマ	テルモ	BMS	明治乳業	アボット
販売会社	ホリカフーズ	味の素ファルマ	エスエス	クリニコ	アボットジャパン	味の素ファルマ	テルモ	ミードジョンソン	明治乳業	アボットジャパン
100 kcal あたりの m*l*(g)	m*l*/(g)	100 m*l*	100 m*l*	100 m*l*	100 m*l*	98 m*l*	99 m*l*	62.5 m*l*	66.7 m*l*	62.5 m*l*	66.7 m*l*
たんぱく質	g	5.1	4.5	5	4	4.08	5.53	3.6	3.75	―	4.17
脂質	g	2.7	2.8	2.2	3	5.45	2.77	3.8	4.6	2.8	6.13
糖質	g	14.2	14.2	15.1	14.3	7.84	13.24	13	11.49	18.7	7.04
食物繊維	g	0.5	1.2	1.7	0.4	1.37	―	―	―	―	―
ミネラル ナトリウム	mg	130	170	80	75	91.37	108.7	50	63.3	30	86.7
塩素	mg	216	80	60	110	141.18	118.58	63	93.3	30	100
カリウム	mg	171	130	90	95	152.94	131.62	50	100	30	116
カルシウム	mg	109	50	90	60	68.63	46.64	45	56.7	30	64
ビタミン ビタミンA	I.U.	410	170	210	220	345.1	145.06	125	267	50	352
ビタミンD	I.U.	―	8	10	14	27.45	5.93	12.5	25.3	5	28
ビタミンB_1	mg	0.18	0.1	0.2	0.1	0.16	0.07	0.125	0.2	0.13	0.21
ビタミンB_2	mg	0.18	0.1	0.15	0.11	0.18	0.07	0.125	0.227	0.15	0.24
ビタミンB_6	mg	0.05	0.1	0.2	0.16	0.22	0.1	0.125	0.267	0.42	0.28
ビタミンB_{12}	μg	0.33	0.2	0.45	0.24	0.63	0.16	0.25	0.04	0.25	0.008
ビタミンC	mg	2.7	9	18	8	20.78	9.39	15	23.3	5	21.3
葉酸	μg	20	17	20	30	41.18	13.16	25	21	84	56
浸透圧	mOsm/L	590	340	350	237	303	390	360	439	498	384
乳糖		+	―	―	―	―	+	―	―	―	―
性状		液体	液体	液体	液体	液体	液体	液体	液体	液体	液体
容量	m*l*/(g)	200 m*l*・300 m*l*	300 m*l*・400 m*l*	200 m*l*・1000 m*l*	200 m*l*・500 m*l*・1000 m*l*	250 m*l*	250 m*l*	125 m*l*	200 m*l*・933 m*l*	250 m*l*	250 m*l*
容器		スタンディングパウチ	ソフトバッグ	テトラパック	アセプティック紙容器	缶	テトラパック	テトラパック	テトラパック	缶	缶
特徴						耐糖能異常用				腎不全用	呼吸不全用

かりか，消化機能の低下した胆膵不全，短腸症候群に加え，術前管理にも有用である．一方，半消化態栄養剤は栄養成分が最終段階まで分解されたものではないため，消化管内に投与された後ある程度の消化吸収機能が必要である．一般に胃瘻から投与される栄養剤の主流をなすものである．

第3のカテゴリーは特殊組成栄養剤と言われるもので病態別経腸栄養剤として発売されている．小児用のエレンタールP，肝不全用のアミノレバンEN，ヘパンED，腎不全用のリーナレン，耐糖能異常用のグルセルナ，呼吸不全用のプルモケアなどがある．

以上の基本事項を理解したうえで各症例に適した栄養剤を選択する必要がある．まず，消化吸収能に問題がある場合には消化態栄養剤を用いる．消化吸収に問題がない場合でも病態によってはそれに適した特殊組成栄養剤を選択する．たとえば肝不全患者にはヘパンEDをといった具合である．これら以外の通常の場合では半消化態栄養剤を選択することとなる．この場合も各製剤の栄養成分，溶解性，浸透圧などをよく理解したうえで治療効果をあげるためにもっとも適切な栄養剤を選択しなくてはいけない．また，胃瘻からの栄養剤投与開始後に浸透圧性下痢が起こった場合は，浸透圧の低い栄養剤に変更する必要がある場合もある．便秘の場合は投与水分量の不足がある可能性があり，栄養剤投与終了後にお茶やお湯を別途補給するとよい．長期投与の場合には，微量元素やビタミン，必須脂肪酸の欠乏症にも注意が必要で[4]，その際には経静脈的な補充も考慮しなくてはいけない．

文　献

1) 小川滋彦：快適なPEG栄養をめざして．経皮内視鏡的胃瘻造設術と在宅管理　門田俊夫編，メディカルコア，43-62，1996

2) 小越章平：流動食のすべて．医歯薬出版，1979

3) 碓井貞仁：経腸栄養剤の種類・特徴．経腸栄養の手引き（改訂版），医薬ジャーナル社，71-89，1996

4) 津川信彦：老年者経皮内視鏡的胃瘻造設術と微量元素欠乏症；病態と対策．老年消化器病 9：7-14，1997

カテーテル交換とトラブルシューティング

　胃瘻カテーテルは使用を重ねるにつれてトラブルが発生するようになる．その原因は品質の劣化であったり，カテーテル内面の汚れや閉塞，逆流防止弁の不具合であったりである．また，栄養状態の変化により当初の胃瘻カテーテルが適合しなくなることもある．このようなことから，胃瘻カテーテルの定期的な交換が必要である．通常トラブルがなければ約4ヵ月に1度程度での交換でよいが，カテーテルに問題が生じた場合は早期の交換が必要である．本章ではカテーテルの交換方法を述べるとともに，胃瘻管理上の各種のトラブルに対する対処法を詳述する．

1．胃瘻カテーテル交換の方法

　他項で述べたように，胃瘻カテーテルには，胃内ストッパーの形状が可変形状であるバルーン型と固定形状であるバンパー型の2種類のカテーテルが存在する．それぞれでその除去方法が違っている．もっとも注意が必要なのは，胃壁固定をしていない場合でかつ瘻孔完成前にカテーテルを交換する場合と，胃壁と腹壁が密着せずある距離をもって線維性組織による筒状の瘻孔が形成された場合のカテーテル交換である．これらの場合は後述の内視鏡観察下でのカテーテル交換が安全である．

1）バルーン型カテーテルの交換方法

　バルーン型カテーテルでは体外にバルーンへの蒸留水注入孔が備わっておりそこから蒸留水を抜きバルーンを虚脱させ体外から引っ張り出せばよい．そして新たにバルーン型カテーテルを挿入することで簡単にカテーテルを交換可能である．

2）バンパー型カテーテルの用手的除去

　バンパー型カテーテルの製品によっては胃内のバンパーが柔らかく体外から用手的に引き抜くことで胃内バンパーが変形して抜去が可能なものがある．そういった製品の場合は体外から用手的にゆっくり抜去する．しかし，抜去時に疼痛をともなったり，瘻孔の損傷や出血を起こすことがあるので，注意が必要である．腹壁側からの用手的除去ができないカテーテルでは次の内視鏡的な交換が必要となる．

3）内視鏡を使ったカテーテル交換

　前述のように危険がともなう場合や，用手的抜去ができないバンパー型カテーテルの交換には内視鏡下のカテーテル交換が必要である．まず，内視鏡を胃内に挿入しスネア鉗子などで胃内のバンパー部を把持する．体表でカテーテルを短く切断したのち把持した鉗子で胃内へ引き込み，その後は胃瘻部を胃内から観察しておく．体外からは，オブチュレーターを装着し引っ張って細くした新しい交換用カテーテルにゼリーを塗布してゆっくり挿入する（図10）．胃内からは新しいカテーテルが正しく留置されたことを確認した後，古いカテーテルを把持したまま内視鏡を抜去して終了する．無論，交換用カテーテルが同じバンパー型カテーテルである必要はなく，バルーン型カテーテルとすれば以後のカテーテル交換は内視鏡を必要とせず格段に容易となる．

2．トラブルシューティング

　胃瘻に関するトラブルとしては，造設時あるいは瘻孔完成前の早期偶発症・合併症と，瘻孔完成後の後期合併症がある．

1）造設時あるいは早期のトラブル

（ア）胃内あるいは腹腔内出血

　造設時の穿刺時，腹壁や胃壁まれに肝臓などの周囲組織を損傷して発生する．対処法としては，胃内と体表のストッパーでやや強めに圧迫固定す

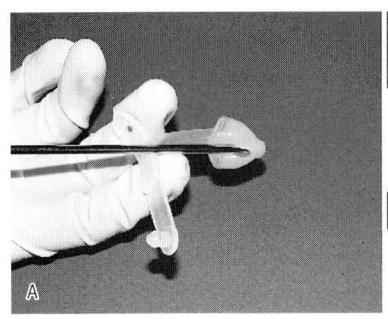

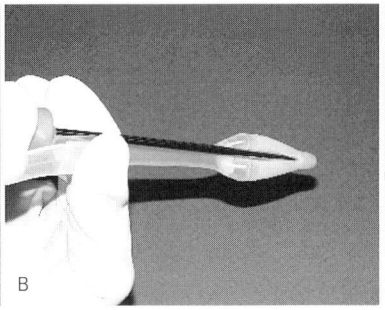

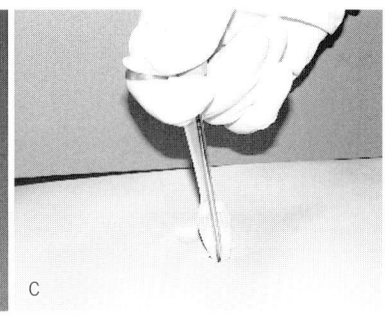

図10 バンパー型カテーテルの腹壁からの挿入法
オブチュレーターを装着し（A），引き伸ばして細くし（B），腹壁から用手的に挿入する（C）．

ることで止血できることが多い．胃壁固定している場合は面として圧迫がかかり出血しにくいと考えられる．また，造設術当夜は胃瘻カテーテルに排液バックを接続開放し出血をモニターすることで早期に出血を発見することができる．注意すべきこととして，抗凝固剤が使用されている症例ではその投与を術前3日以上前から中止しておくことがある．そのほかの予防法として，術前の出血傾向のチェックや術中術後の止血剤投与に加え，穿刺時の内視鏡検査で胃粘膜下の太い血管を穿刺しないようにし，また大彎や小彎寄りの血管の多い部分の穿刺を避けるなどの工夫も必要である．なおIntroducer法ではトロッカーが太いので出血には特に注意が必要である．

（イ）誤穿刺

腹壁と胃壁の間に横行結腸や肝外側区域などを挟み込んでしまう誤穿刺の報告がある．腸管の誤穿刺が明らかで腹膜炎の併発が疑われる場合は外科手術的処置が必要となる場合がある[1]．しかし内外のストッパーによる圧迫で腸管内容が腹腔内にも流出しない場合，腹膜炎を発症せず癒着することもある．肝臓の誤穿刺[2]の場合は大量の腹腔内出血をきたし開腹手術に至ることもあるが，内外のストッパーで圧迫することで止血しそのまま胃瘻として使用可能なこともある．予防策としては，まず穿刺時には前もって胃への送気を多めにして胃を十分拡張させることがポイントである．ついで腹壁穿刺時には腹壁を指で圧迫しその圧迫が直接胃前壁の膨隆として観察される部位を探すこと，内視鏡室を暗くし内視鏡先端の光を腹壁側から観察することなどで介在物のないことを確かめることも一法である（図11）．はっきりしないときは腹部エコー検査で確かめるなど慎重にPEGを施行すべきである．

（ウ）胃液や栄養剤の腹腔内への漏れ・気腹

胃壁と腹壁の間すなわち腹腔内に，胃内容物が漏れ出る状態である．腹膜炎とならずとも腹膜炎予備状態と言える．これは胃内外のストッパーによる固定が不十分な場合に起こりうる．対策はやや強めに体外ストッパーを固定しなおすことである．比較的よく遭遇する事態として，造設術当日の固定は適当であっても翌日以降に体外ストッパーの位置がずれて固定が緩んでいることがある．これを放置した場合には漏れや気腹が起こり，さらに胃壁と腹壁が密着せず線維性組織による筒状の瘻孔が形成されることになり以後のトラブルの元となる．確実な予防法は造設時に胃壁固定をすることである．また胃壁固定をしない場合には瘻孔が形成されるまでの期間連日ストッパーの緩み具合をチェックし緩い場合は適切に固定しなおすことが重要である．なお気腹については問題視しない向きもあるが，上述の理由から同様の対処としたほうがよい．

（エ）瘻孔完成前のカテーテルの自己抜去・自然抜去

脳血管障害などで意識障害をともなう場合など無意識のうちにカテーテルを自己抜去したり，バルーンカテーテルの破損でカテーテルが自然抜去されることがある．これが瘻孔完成までの早期に起こった場合，重篤な腹膜炎が発症しうる．対処法としては，まず血液検査や腹部レントゲン検査，CT検査などで胃内から内容物が腹腔内に漏れ出て汎発性腹膜炎を起こしているかどうかで対応が分かれる．少量の胃液の漏れだけであれば，保存的

に治療が可能である．経鼻胃管による胃ドレナージに加え抗生物質の投与など厳重に管理する．もし内視鏡下に胃瘻カテーテルの再挿入が可能であった場合，鮒田式胃壁固定具で胃瘻周囲を固定しなおし同様に治療する．しかし栄養剤など胃内容物が多量に腹腔内に流出している場合はただちに外科的処置が必要となる．防止策は胃壁固定につきる．特にバルーン型カテーテルを使用するIntroducer法での造設には胃壁固定が必須である．逆に胃壁固定さえしてあれば上述の各種トラブルも予防できカテーテルの交換も容易で大きなメリットである．

（オ）咽頭・食道損傷

Pull法やPush法で造設した場合には，食道などに狭窄があったりするとバンパー型の胃内ストッパーが狭窄を通過する際に損傷することがある．通常は止血剤や制酸剤，抗菌剤の投与により保存的に管理可能である．防止策としては造設前の内視鏡観察時に悪性狭窄などがないことを確認すること，また内視鏡抜去時には損傷の有無を確認しておくことなどが重要である．もし内視鏡が通過可能な狭窄でバンパー型胃瘻カテーテルでは損傷の可能性がある場合には，Introducer法により胃瘻造設は可能である．

2）後期に多いトラブル

（ア）瘻孔完成後のカテーテルの自己抜去・自然抜去

カテーテルが抜けた胃瘻は数時間で容易に閉鎖してしまう．したがってカテーテルが抜けているのを発見したならただちにカテーテルを胃瘻に挿入して瘻孔を保持しておく必要がある．特に在宅での家族によるカテーテル管理が行われている場合にはこのような場合の対応を家族に十分教育しておくことが必要である．手元に交換用胃瘻カテーテルがない場合でもとりあえず同径のカテーテル（尿道用バルーンカテーテルなどでよい）が挿入され瘻孔が保持されていれば，その後に新しい胃瘻カテーテルに交換すればよい．なお，バルーン型カテーテルではバルーン内の水が徐々に抜けて自然虚脱するので少なくとも2週間に一度はバルーンの水を規定量に入れなおす必要がある．

（イ）バンパー埋没症候群

バンパー埋没症候群[3]とは，バンパー型胃内ストッパーが胃の粘膜に覆われ埋没してしまい最終的には栄養剤の注入ができなくなる状態をいう．報告例ではいずれもバンパー型カテーテルを過度に牽引し，そのままの状態を数週間以上放置していた場合に起こっているようである．対処法としては内視鏡的にあるいは外科的に埋没したカテーテルを除去しなくてはいけない．予防法としては，カテーテルを強く牽引しすぎないこと，栄養剤注入のたびごとにカテーテルを回転させ胃内のバンパーの位置を変えるようにすること，バルーン型カテーテルを使用することなどである．

（ウ）胃潰瘍

胃瘻カテーテル先端が対側の胃粘膜に直接接触し物理的な圧迫による胃潰瘍が発生することがある．それ以外にも胃瘻部周辺へできることもあり，この場合はストッパーの締めすぎが原因の可能性もある．対処法としてはプロトンポンプインヒビターやH_2ブロッカーの投与などで治療するとともに，原因がカテーテルにあるようなら胃内ストッパーが扁平で突出のないカテーテルに交換する必要がある．また，ヘリコバクター・ピロリ陽性者に対する除菌療法も考慮する．

（エ）胃食道逆流・嚥下性肺炎

胃瘻よりの栄養剤注入後，注入剤が食道に逆流し，ひいては嚥下性肺炎を引き起こすことがある．この状態にはいろいろな要因がある．下部食道括約筋の機能不全や胃蠕動運動の低下などの患者さん側の要因に加え，注入量が多すぎる場合，注入速度が速すぎる場合，注入時の体位がよくない場合，注入栄養剤の粘度が低い場合など，改善が可能な要因も考えられる．対応策としては，注入時の体位を半座位かつ右側臥位としたうえで，栄養剤の濃度や粘度を上げ注入量を少なくしたり注入速度を遅くしたりしてみる．さらに胃排出能を高めるような薬剤（クエン酸モサプリドなど）を試みる．これらの対策が功を奏さない場合には別の章で述べる内視鏡的空腸瘻も考慮する．

（オ）スキントラブル

瘻孔部および瘻孔周囲に起こるトラブルは瘻孔造設後いつ起こってもおかしくないもので，日常よく経験される．これには瘻孔周囲炎，瘻孔感染，瘻孔壊死・潰瘍，不良肉芽などがある．

瘻孔周囲炎とは瘻孔部および周辺に発赤や疼痛などの炎症症状を生じるもので（図12A），ストッパーの締め付けが強すぎて圧迫されて起こる炎症

の場合には，それを適切になおし洗浄を繰り返して清潔に保つとよい．カテーテルと胃瘻の隙間から胃液や栄養剤が漏れ出て炎症が起こる場合もある．胃瘻の瘻孔が拡大しカテーテルとの間に隙間がある場合は太いサイズの胃瘻カテーテルに交換する．なお胃瘻カテーテルを抜去したまま放置していると瘻孔が自然に閉じてくるので，数時間後で瘻孔が狭くなり瘻孔が閉鎖する前に再度カテーテルを入れると漏れが止まることがある．

瘻孔感染とは細菌感染により瘻孔部の炎症が生じたもので，膿を生じたりひどい時には膿瘍を形成することもある（図12 B）．血液検査では白血球上昇やCRP上昇といった所見が認められる．特に糖尿病合併例や栄養状態不良例では重篤な状態になることがあり，注意が必要である．対策としては洗浄や消毒を頻回とし抗生剤投与も行う．炎症が高度で膿瘍形成がある場合には切開排膿が必要で，カテーテルを抜去し感染が治癒した後に別の部位に再度胃瘻を造設することもある．最近問題となっているMRSAによる瘻孔感染では治療に難渋することがある．咽喉頭部にMRSAを保菌している患者さんへのPush法やPull法での造設では，胃瘻部MRSA感染の危険性が高く造設前にイソジン液による咽喉頭の清浄など対策が重要であるとする意見もある[4]．

瘻孔壊死（図12 C）・潰瘍（図12 D）はストッパーの締めすぎが原因のことが多く，適切な圧力に緩めることで改善する．褥瘡などの治療に使われる皮膚保護剤の使用が有効なこともある．

出血や痛みを生ずる不良肉芽（図12 E）に対しては，硝酸銀による焼灼を繰り返す．肉芽が大きく範囲が広い場合は局所麻酔下で外科的に切除する．カテーテルによる過度の圧迫が原因の場合もあり予防にはストッパーの締め付けを適切にすることが大切である

（カ）カテーテルトラブル

カテーテルに関するトラブルで重要なものはカテーテルの閉塞である．原因は栄養剤や薬剤がカテーテルの内面に付着し内腔や逆流防止弁部を閉

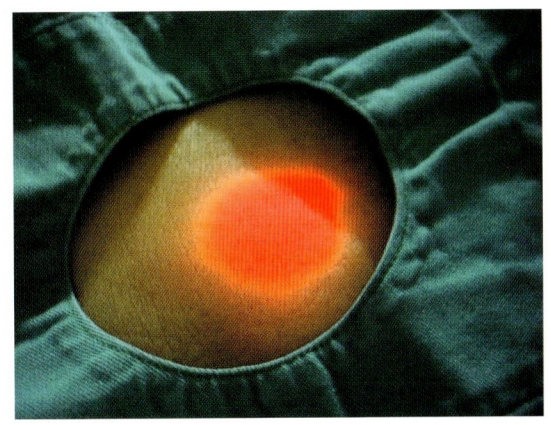

図11　内視鏡光源の腹壁側からの観察

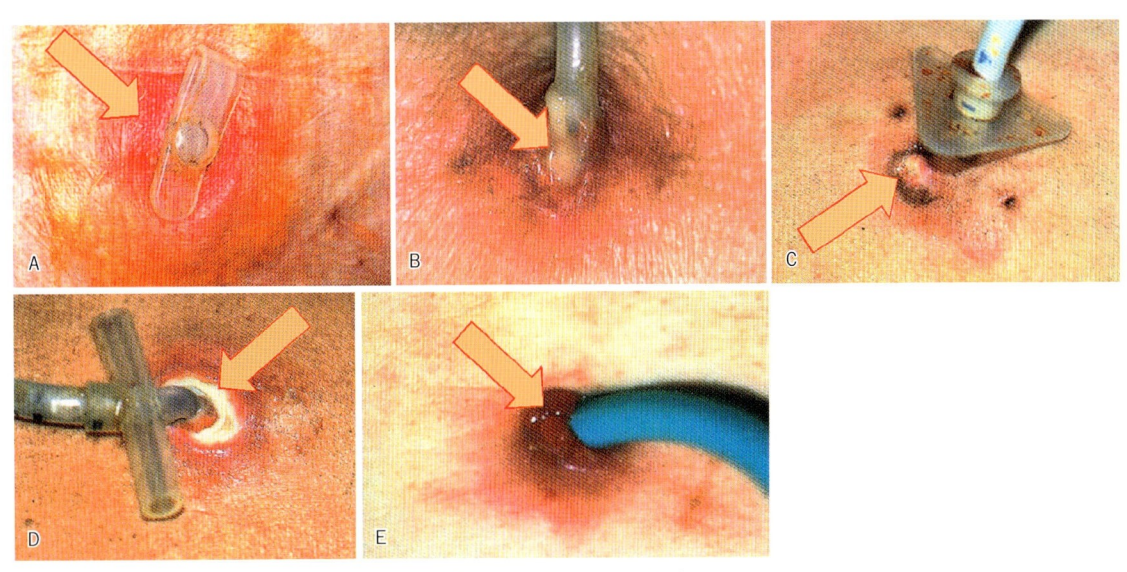

図12　各種のスキントラブル
瘻孔周囲炎での発赤（A），瘻孔感染での排膿（B），瘻孔壊死（C）や潰瘍（D），不良肉芽（E）などが認められる．

塞するためである．詰まった場合は専用のカテーテル洗浄ブラシを使って洗浄したり，注射器で水を注入しながら手でカテーテルをしごいて詰まりを取る．どうしても詰まりが取れない場合は新しい胃瘻カテーテルに交換する．予防策には日頃のカテーテルのケアが重要である．特に投薬の前後にはしっかりフラッシングする．また，投与薬剤も必要最小限とし，水溶性の同効薬に変えたりする工夫も有用である．

文献

1) Mamel JJ：Percutaneous Endoscopic gastrostomy. Am J Gastroenterol 84：703-710, 1989

2) Stellato TA, Gauderer MW：Percutaneous endoscopic gastrostomy for gastrointestinal decompression. Ann Surg 205：119-122, 1987

3) Klein S, Heare BR, Soloway RD：The "Buried Bumper Syndrome"：a complication of percutaneous endoscopic gastrostomy. Am J Gastroenterol 85：448-451, 1990

4) 足立　聡，大浦　元，澤井瑞穂，他：経皮内視鏡的胃瘻造設術における創部感染とその対策に関する検討．―特に咽頭部メチシリン耐性黄色ブドウ球菌陽性例について―．日消誌 99：21-25, 2002

PEGのクリニカルパス

近年クリニカルパス（元来クリティカルパスと言われる）の導入が多くの病院で盛んになされている．元来のクリティカルパスとは工業領域における工程管理の手法である．この手法と理念を医療の中に取り入れ，入院日数を短縮したり医療内容を標準化することが図られるようになり，現在ではクリニカルパスとも呼ばれているのである[1]．PEGのための入院中のマネージメントをクリニカルパスを使って行っている施設も多い．今回はPEGのクリニカルパスの実際を示し解説する．

1．クリニカルパスとは

アメリカにおいて1983年DRG/PPS (Diagnosis related groups/Prospective payment system：診断群別予見定額支払い方式）が導入された．これはグループ分けした診断治療群に対し従来の診療報酬の出来高払いから定額払いへの大転換であった．定額払いの場合，病院側は検査を必要不可欠のものに絞り込み，薬剤や医療材料の低減や入院期間の短縮などが余儀なくされる．こういった背景でクリニカルパスはアメリカで拡大浸透していった．クリニカルパスは，検査，治療，ケアなど病院内での一連のマネージメントを標準化し，その結果や評価も一目瞭然とする表現法である．実際のクリニカルパスの作成には，医師，看護師，栄養士，薬剤師，PTなどその疾患群に関わるすべての職種がそれぞれの一連のマネージメントを見直し，必要な事項を時間軸にそって再配置することが必要となる[2]．この過程においては各職種間のコミュニケーションが不可欠であり，チーム医療の向上が図れることとなる．また各職種の業務内容の見直しがなされてケアが標準化することで，従来あった医療者ごとの医療内容の違いが均一化され，最低限の医療の質の保証ともなりえる．また，ヴァリアンス（パスで示された標準のケアや標準の患者経過から外れたもの）を検討しその原因を分析することで問題点が明らかにできる．以上のごとく，クリニカルパスはその作成段階から診療での実施過程で多くのメリットを有している[3,4]．

2．PEG施行時のクリニカルパス使用の有用性

クリニカルパスはその使用が向いた疾患と向かない疾患がある．その見極めが大切であるが，一般的には外科系疾患の処置や正常分娩などのように検査や治療などの標準的診療法が確立しているものでは作りやすいと言われている．逆に患者個別の因子が多く，その個別因子が診療にばらつきを生じやすいものではクリニカルパスの制作や使用に困難がある．では，PEGの場合はどうであろうか？　結論としては，PEGはクリニカルパスに向いた処置であると考えられる．患者さんの状態はさまざまではあるが，共通して経口摂取に困難があり多くは寝たきりである．造設手技は確立されているうえ術後経過も比較的均一で予測が可能であり，術後指示や処置も画一化したものが使用可能である．看護や介護面でのケアの重要度が大きくチーム医療の実践が必要である．これらの視点からPEGはクリニカルパスの使用に適した診療行為と考えられる．

3．JA広島総合病院消化器内科におけるPEGのクリニカルパス

当科におけるPEGのクリニカルパスは，患者さんに渡すクリニカルパス（図13），看護カーデックス用クリニカルパス（図14），カルテ用クリニカルパス（図15）の3種がある．まず患者さんに渡す

経皮内視鏡的胃ろう造設術　入院診療計画書　患者氏名　　　　　　　様　病名　　　　　　　　平成　年　月　日　JA廣島総合病院　消化器内科

経過	造設術前日	造設術当日(前)	造設術当日(後)	術後1日目	術後2日目	術後3日目	術後4日目	術後5～8日目	術後9日目～	術後13日目(退院)
月・日	/	/	/	/	/	/	/	/　～　/	/	/
検査 処置	・術前採血 ・臍部の清潔処置 ・必要時腹部の剃毛 ・薬剤の皮内テスト ・便の処置	・尿管の挿入 ・検査着に着替えて ストレチャーにて検査室に行きます	・心電図モニターをつけます ・胃ろうカテーテルに袋を接続します	・毎日ガーゼ交換 ・尿管を抜きます ・心電図モニターをはずします				・胃ろうのカテーテルを交換する場合があります	・カテーテルからボタン型カテーテルに交換する場合があります	
点滴		・昼頃点滴しながら検査室に行きます	・点滴は翌朝まで続けてあります ・抗生剤の点滴が1本あります	・朝・夕で抗生剤と500mlの点滴があります	⇒	・朝・夕で抗生剤と朝500mlの点滴があります				
食事	・夜9時以降絶飲食	・必要なお薬を早朝少量の水で注入します	・絶飲食のままです	・午前10時頃ブドウ糖250mlを注入します ・午後3時頃ブドウ糖250mlを注入します	・午前10時頃低濃度の注入食を250ml注入します ・午後3時頃低濃度の注入食を250ml注入します	・午前10時頃注入食を250ml注入します ・午後3時頃注入食を250ml注入します	・1日3回の注入となります ＜朝＞＜昼＞＜夕＞ 注入食を350mlずつ お茶か白湯150mlずつ			
安静度	・2時間毎の体交			・注入の際には上体を起こします。 ・チューブが抜けないように注意しながら体動してもかまいません。 ・毎日体を拭きます。					・状態がよければ入浴可となります	
説明	・医師より治療の説明があります(外来で聴かれていない方に) ・看護婦より前処置、必要物品今後の予定等の説明があります	・当日は家族の方のの待機が必要です。 ・午後1時頃には来院しお待ちください。							・在宅の方は注入食や胃ろうについての取り扱い方の指導が始まります。 ・パンフレットをお渡しします。	
その他	状況に応じ予定が変更となる事があります。 不明な点は医師や看護婦にお尋ね下さい。				入院費用は入院14日間でおよそ次の通りです。 2割　約11～12万円 3割　約16～17万円 老人　老人手帳をお持ちの方は約5万円					ver 14.11

＊病名等は、現時点で考えられるものであり、今後検査等を進めていくにしたがって変わり得るものです。
＊入院期間については現時点で予想されるものです。

主治医:　　　　担当看護婦:　　　　患者・患者家族・代理人:

図 13　患者さん用クリニカルパス
入院時に患者さんに手渡し入院中の診療予定をしめす.

経皮内視鏡的胃ろう造設術（カーデックス用）			様				JA広島総合病院消化器内科 ver. 14.11	
	前日　／　（　）	当日　／　（　）午前	午後	術後1日目（　／　）	術後2日目（　／　）	術後3日目（　／　）	術後4日目（　／　）	術後5日目（　／　）
注入食	21時より絶飲食	欠食	欠食 □ 注入栄養剤は何かを確認	10時：5%ブドウ糖250ml 15時：5%ブドウ糖250ml □ 注入栄養剤の入力	10時：0. 5%栄養剤250ml 15時：0. 5%栄養剤250ml （注入食は60分位で注入しましょう 滴下数は17／分滴です）	10時：1%栄養剤250ml 15時：1%栄養剤250ml	朝：1%栄養剤350ml＋お茶・白湯150ml 昼：1%栄養剤350ml＋お茶・白湯150ml 夕：1%栄養剤350ml＋お茶・白湯150ml	以後同じ （注入食は60分位で注入しましょう お茶・白湯は10分位で注入しましょう 滴下数は25／分です）
処置	□ キシロカインテスト □ 抗生剤テスト □ 臍処置。腹部剃毛 □ 口腔ケアー □ 同意書の確認 □ 患者送り表の記入 □ 感染症の確認、連絡 □ 内視鏡伝票提出 □ 綿棒の消毒	□ 浣腸 □ 検査衣に着替える □ あればMチューブ抜去 □ 血管確保（左・右下肢） □ バルンカテーテル挿入 □ カルテ・申し送りの準備	（胃ろうカテーテル15Frが挿入されて帰る） □ 排液パック接続・開放（翌朝まで） □ モニター装着（翌朝まで） □ バルンカテーテル抜去（翌朝まで）	□ 胃ろう部の処置 ・毎日1回行う ・カテーテル挿入部はイソジン綿棒で消毒し、乾いた綿棒でふき取る ・割ガーゼをあて保護する ・カテーテル挿入部から膿がでたらソフト酸性水で洗浄する	□ 胃ろう部の処置 **経鼻胃管よりコンバートの場合** 栄養剤は術後4日目の内容を繰り上げ術後2日目よりスター **下痢などがあった場合** 栄養剤と点滴を次のステップに上げずにもう一日続ける	□ 胃ろう部の処置	□ 胃ろう部の処置	□ 胃ろう部の処置
与薬	□ 処方内容や投与法の確認 （抗凝固薬再開は術後4日目）							**胃瘻からの与薬には** 栄養剤投与後にお茶・白湯で投与する
検査	□ PEG入院時検査セット			（以下の項目毎日チェック）				
基礎疾患 全身状態 胃ろうの観察	□ DM □ 脳血管障害 □ 心疾患 □ 肝障害 □ 腎障害 □ 肺疾患	基礎疾患により**注入栄養剤が変わる**ことがある 栄養剤・エンシュアリキド　・ラコール ・グルセルナ ・リーナレン ・プルモケア		・出血 ・発赤 ・膿 ・浸出液 ・肉芽形成 ・縫合糸の状態 ・カテーテルの位置	**胃ろう部スキントラブルの指標** **出血**（±）・・・ガーゼに少し付着している程度で乾燥している （＋）・・・ガーゼに付着していて乾燥していない （＋＋）・・じわじわ出血している **発赤**（±）・・・チューブ挿入部より5mm以内 （＋）・・・チューブ挿入部より5mm以上円盤ストッパー以内 （＋＋）・・円盤ストッパー以上 **膿**（±）・・・少量 （＋）・・・中等量 （＋＋）・・多量じわじわ出ている 注1）**肉芽形成**しているときは医師に報告する 注2）**縫合糸**はカテーテル挿入部の左右2箇所にある．糸が切れている場合は医師に報告する 注3）**カテーテルの位置**：皮膚の部分の位置をカテーテルの目盛から読みとり記入する			
安静度	褥創：□ 有 □ 無し 2時間毎に体交	2時間毎に体交	ベット上安静 2時間毎に体交	2時間毎に体交（以後も同様） （注入食時） ・右側臥位 ・ギャジアップ45度 ・褥創あれば除圧を			**約束指示** 発熱時・・・・・・ボルタレン座薬　25mg・50mg 嘔気・嘔吐・・・20%ブドウ糖20ml＋プリンペラン1A（静注） 不穏時・・・・・・ホリゾン1A　筋注 不眠時　　　セレネース1A　筋注 生食100ml+セレネース1A　必要量点滴 便秘時・・・・・・アローゼン　1包 ラキソベロン液　10滴～適宜 テレミンソフト10mg 下痢時・・・・・・タンナルビン　1.0g ロペミン　1C	
点滴	□ 点滴内容の確認	ラクテック500ml アドナ100mg トランサミンS250mg （血管確保）	3－①生食100ml パンスポリン1g （側管より） 3－②アミノフリード500ml ザンタック1A アドナ100mg トランサミンS250mg 3－③KN3B500ml ザンタック1A アドナ100mg トランサミンS250mg （朝まで維持）	①－朝・夕 ②－朝 ③－夕	①－朝・夕 ②－朝 ③－夕 **経鼻胃管よりコンバートの場合** ①－朝・夕 ④－生食100ml　朝・夕 ザンタック1A アドナ100mg トランサミンS250mg	①－朝・夕 ②－朝 ①－朝・夕 ④－朝		
オーダリング入力	□PEG-1	□PEG0		□PEG+1通常□PEG+1コンバー	□PEG+2コンバート			

	術後6日目（　／　）	術後7日目（　／　）	術後8日目（　／　）	術後9日目（　／　）	術後10日目（　／　）	術後11日目（　／　）	術後12日目（　／　）	術後13日目（　／　）退院日
処置ほか	□ 胃ろう部の処置	□ 胃ろう部の処置 □ カテのバルーン水量チェック 医師とともに行う 症例により16～18Fカテへ交換 □ 症例により胃ろうボタン注文	□ 胃ろう部の処置	□ 胃ろう部の処置	□ 胃ろう部の処置	□ 胃ろう部の処置 □ 症例によりボタンへ変更 □ 退院指導（在宅のみ） ・注入食の取り扱い ・胃ろう部のガーゼ交換	□ 胃ろう部の処置 □ 症例によりボタンへ変更 □ 退院指導（在宅のみ） ・注入食の取り扱い ・胃ろう部のガーゼ交換	□ 看護サマリー □ 紹介状 □ パンフレットの用意 □ 内服薬の確認 □ ガストロボタンの接続チューブ □ 在宅の時は栄養剤の準備

Dr ＿＿＿＿＿　Ns ＿＿＿＿＿

図14　看護カーデックス用クリニカルパス
看護師などのケアの基本情報や約束指示などが記載されている．

経皮内視鏡的胃ろう造設術 カルテ用		様　　　　ぺージ1　　　JA広島総合病院消化器内科 ver14.11					
	前日　/　（　）	当日　/　（　）	術後1日目　/　（　）	術後2日目　/　（　）	術後3日目　/　（　）	術後4日目　/　（　）	術後5日目　/　（　）
食事 注入食	□21時以降絶飲食		□10時:5%ブドウ糖250ml □15時:5%ブドウ糖250ml	□10時:0.5%栄養剤250ml □15時:0.5%栄養剤250ml 栄養剤:エンシュアリキド ・グルセルナ ・リーナレン ・グルモケア （　　）	□10時:1%栄養剤350ml 　　お茶or白湯150ml □15時:1%栄養剤350ml 　　お茶or白湯150ml	□10時:1%栄養剤350ml 　　お茶or白湯150ml □15時:1%栄養剤350ml 　　お茶or白湯150ml	□朝:1%栄養剤350ml 　　お茶or白湯150ml □昼:1%栄養剤350ml 　　お茶or白湯150ml □夕:1%栄養剤350ml 　　お茶or白湯150ml
差し入れ							
検査	□術前検査 □EKG、胸X-P						
薬剤							
安静度 全身状態 胃ろう部 の状態	□2時間毎の体交 既往症 ・DM（　） ・脳血管障害（　） ・心疾患（　） ・肝機能障害（　） ・腎機能障害（　） ・肺疾患（　）	□バイタルチェック ・術前時（　：　） ・出棟時（　：　）	□バイタルチェック ・帰室時（出血:無・有） ・1時間後（出血:無・有） ・2時間後（出血:無・有）	□注入体位（右側臥・半臥位） □胃ろう部のチェック ・出血:無・有 ・発赤:無・有 ・アイテル:無・有 ・肉芽形成:無・有 ・縫合糸異常:無・有 ・カテ位置:（　　cm）	□胃ろう部のチェック ・出血:無・有 ・発赤:無・有 ・アイテル:無・有 ・肉芽形成:無・有 ・縫合糸異常:無・有 ・カテ位置:（　　cm）	□胃ろう部のチェック ・出血:無・有 ・発赤:無・有 ・アイテル:無・有 ・肉芽形成:無・有 ・縫合糸異常:無・有 ・カテ位置:（　　cm）	□胃ろう部のチェック ・出血:無・有 ・発赤:無・有 ・アイテル:無・有 ・肉芽形成:無・有 ・縫合糸異常:無・有 ・カテ位置:（　　cm）
KT　P　R							
39 130 30							
38 110 25							
37 90 20							
36 70 15							
35 50 10							
血　圧							
便　回数 　　性状							
尿　回数 　　量							
バリアンス その他							
Nsサイン							
Drサイン							

図15A　カルテ用クリニカルパス（入院日から術後5日まで）
カルテに挟み込む。医師、看護師などが診療状況を記入し、情報を各職種で共有する。

経皮内視鏡的胃ろう造設術 カルテ用							ページ2　　JA広島総合病院消化器内科　ver14.11		
	術後6日　/　（　）	術後7日　/　（　）	術後8日　/　（　）	術後9日　/　（　）	術後10日　/　（　）	術後11日　/　（　）	術後12日　/　（　）	術後13日　/　（　）	
注入食	□朝：1%栄養剤350ml　　お茶or白湯150ml　□昼：1%栄養剤350ml　　お茶or白湯150ml　□夕：1%栄養剤350ml　　お茶or白湯150ml	□朝：1%栄養剤350ml　　お茶or白湯150ml　□昼：1%栄養剤350ml　　お茶or白湯150ml　□夕：1%栄養剤350ml　　お茶or白湯150ml	□朝：1%栄養剤350ml　　お茶or白湯150ml　□昼：1%栄養剤350ml　　お茶or白湯150ml　□夕：1%栄養剤350ml　　お茶or白湯150ml	□朝：1%栄養剤350ml　　お茶or白湯150ml　□昼：1%栄養剤350ml　　お茶or白湯150ml　□夕：1%栄養剤350ml　　お茶or白湯150ml	□朝：1%栄養剤350ml　　お茶or白湯150ml　□昼：1%栄養剤350ml　　お茶or白湯150ml　□夕：1%栄養剤350ml　　お茶or白湯150ml	□朝：1%栄養剤350ml　　お茶or白湯150ml　□昼：1%栄養剤350ml　　お茶or白湯150ml　□夕：1%栄養剤350ml　　お茶or白湯150ml	□朝：1%栄養剤350ml　　お茶or白湯150ml　□昼：1%栄養剤350ml　　お茶or白湯150ml　□夕：1%栄養剤350ml　　お茶or白湯150ml	□朝：1%栄養剤350ml　　お茶or白湯150ml　□昼：1%栄養剤350ml　　お茶or白湯150ml　□夕：1%栄養剤350ml　　お茶or白湯150ml	
差し入れ								↑↑	
検査									
薬剤									
安静度全身状態胃ろう部の状態	□2時間毎の体交　□注入体位（右側臥、半臥位）　□胃ろう部のチェック　・出血：無・有（　）　・発赤：無・有（　）　・アイテル：無・有（　）　・肉芽形成：無・有（　）　・縫合糸異常：無・有（　）　・カテ位置：（　cm）	□胃ろう部のチェック　・出血：無・有（　）　・発赤：無・有（　）　・アイテル：無・有（　）　・肉芽形成：無・有（　）　・縫合糸異常：無・有（　）　・カテ位置：（　cm）　□カテバルーン水量チェック（カテ交換16・18F/ボタン注文）	□胃ろう部のチェック　・出血：無・有（　）　・発赤：無・有（　）　・アイテル：無・有（　）　・肉芽形成：無・有（　）　・縫合糸異常：無・有（　）　・カテ位置：（　cm）	□胃ろう部のチェック　・出血：無・有（　）　・発赤：無・有（　）　・アイテル：無・有（　）　・肉芽形成：無・有（　）　・縫合糸異常：無・有（　）　・カテ位置：（　cm）	□胃ろう部のチェック　・出血：無・有（　）　・発赤：無・有（　）　・アイテル：無・有（　）　・肉芽形成：無・有（　）　・縫合糸異常：無・有（　）　・カテ位置：（　cm）	□胃ろう部のチェック　・出血：無・有（　）　・発赤：無・有（　）　・アイテル：無・有（　）　・肉芽形成：無・有（　）　・縫合糸異常：無・有（　）　・カテ位置：（　cm）（胃ろうボタンへ交換）	□胃ろう部のチェック　・出血：無・有（　）　・発赤：無・有（　）　・アイテル：無・有（　）　・肉芽形成：無・有（　）　・縫合糸異常：無・有（　）　・カテ位置：（　cm）（胃ろうボタンへ交換）	□胃ろう部のチェック　・出血：無・有（　）　・発赤：無・有（　）　・アイテル：無・有（　）　・肉芽形成：無・有（　）　・縫合糸異常：無・有（　）	
KT P R									
39 13030									
38 11025									
37 9020									
36 7015									
35 5010									
血圧									
便 回数／性状									
尿 回数／量									
バリアンスその他									
Nsサイン									
Drサイン									

図15B　カルテ用クリニカルパス（術後6日目から退院日まで）

クリニカルパスは入院診療計画書をも兼ねており，入院から退院日までのおおよその診療や看護のスケジュールのみならず，負担すべき費用も記載されている．患者さんやご家族には入院中の診療内容や日程がはっきりして好評である．看護師カーデックス用クリニカルパスは看護カーデックスに挟み込んで使用する．看護師は常にこれを参照しながら看護にあたるわけであり看護師が管理するほとんどすべての事項が網羅されている．すなわち注入食の投与，検査や処置，与薬や点滴，全身や胃瘻部の観察項目などである．さらにこのクリニカルパスには胃瘻管理での注意事項や約束指示も記載されている．実施した行為や診療看護内容はカルテ用クリニカルパスに記録することになる．このカルテ用クリニカルパスはカルテに綴じられていて看護師のみならず医師のチェック欄もあり同一情報を共有することとなる．

　内容の具体的な説明は，前章までに詳述したのでここでは述べないが，注意すべき点をいくつかあげておく．

　当科では周辺地域の病院や医院から胃瘻の造設を依頼されることがほとんどである．造設が終了し退院の後はかかりつけ医や訪問看護スタッフと患者家族にその後の処置やケアをお願いすることになる．当科では入院期間を約2週間とやや長めに設定している．その理由は，まず，重大な合併症が起こりやすい胃壁と腹壁の癒着完成までの術後早期を綿密に観察管理するためである．さらにこの入院中に，退院後のケアを担っていただく訪問看護スタッフや患者家族に，退院後の日々のケアの実践教育訓練をしていただくためである．

　また，当院を退院していただく際の胃瘻カテーテルは，バルーン・チューブ型またはバルーン・ボタン型のカテーテルとなっている．どちらのタイプのカテーテルを採用するかは，患者さんの活動状況や介護者によるカテーテルケアの確実性などを考慮して症例ごとに決定している．ボタン型の場合は退院前にカテーテルの交換を行うこととなる．

　クリニカルパスは，画一的でなくてはならないというものではない．各病院の事情や特殊性で独自性が現れるものである．クリニカルパスが完成したからと安心することなくヴァリアンスの検討を行い定期的に内容をチェックし，よりよいものに改定してゆくべきものである．当科でのPEGのクリニカルパスをひとつの具体例として参考にしていただければ幸いである．

　ここに示したクリニカルパスは当科での試行錯誤の賜物であり，いまだに変化成長を続けている．この作成と実施および更新にあたって尽力された長迫美千子看護師，竹森淳子看護師，新宅祐子看護科長，宮田恵子看護科長をはじめとし，西7階，東7階および西8階の各病棟の関係者の方々に深く敬意を表します．

文　献

1）笹鹿美帆子，菅野由貴子：クリティカル・パスとは何か．チーム医療で取り組むクリティカルパス．日本看護協会出版会．p9-16, 2000

2）Zander K：Nursing case management：Strategic management of cost and quality outcomes. Journal of Nursing Administration 18：23-30, 1988

3）日野原重明監修：クリティカル・パス．照林社，1999

4）笹鹿美帆子：クリティカル・パスとは？　看護展望21：82-87, 1996

胃瘻の在宅管理

 胃瘻は，在宅での栄養管理をすすめるうえで非常に有効な手段である[1]．この点が昨今の在宅医療の推進とあいまってPEGが急速に発展浸透しつつある最大の理由である．実際に胃瘻を造設するのは入院施設と内視鏡医を擁する病院である．その後，在宅で実際に栄養投与ルートとして胃瘻が使用されることとなり，胃瘻は在宅で管理続行されるわけである．本章ではこの造設から在宅管理に関わるさまざまな職種の方々に向けた注意点を中心に記述する．

1．胃瘻患者の在宅管理モデル

 在宅での胃瘻患者さんを中心にそれぞれの立場から関わってくる人々の関係のモデルを図16に示す．まず，胃瘻を造設しさらに入院治療の主体となる管理病院がある．さらに在宅での主治医であるかかりつけ医，患者宅を訪れ看護の面から胃瘻患者さんと家族をサポートする訪問看護師がいる．在宅介護の面から患者さんと家族をサポートする在宅介護サービス提供者は，施設入所や訪問サービスで貢献する．最後になるが胃瘻患者さんに栄養剤の投与や胃瘻の管理を日々おこなう家族介護者が存在する．このモデルは一つの例である．地域により事情が違い，一施設がこれらいくつかの立場を兼ね備えていたり，逆に利用できないサービスであったりすることもあり，このモデルと同じとはならないことがあろう．ここでは代表例としてこのモデルを使用しそれぞれの立場での注意点を述べることとする．

2．胃瘻造設前から在宅管理まで

1）管理病院の役割

 病院では，胃瘻対象患者さんが紹介患者であれ，院内の患者であれ，PEG施行前に考慮すべきこと

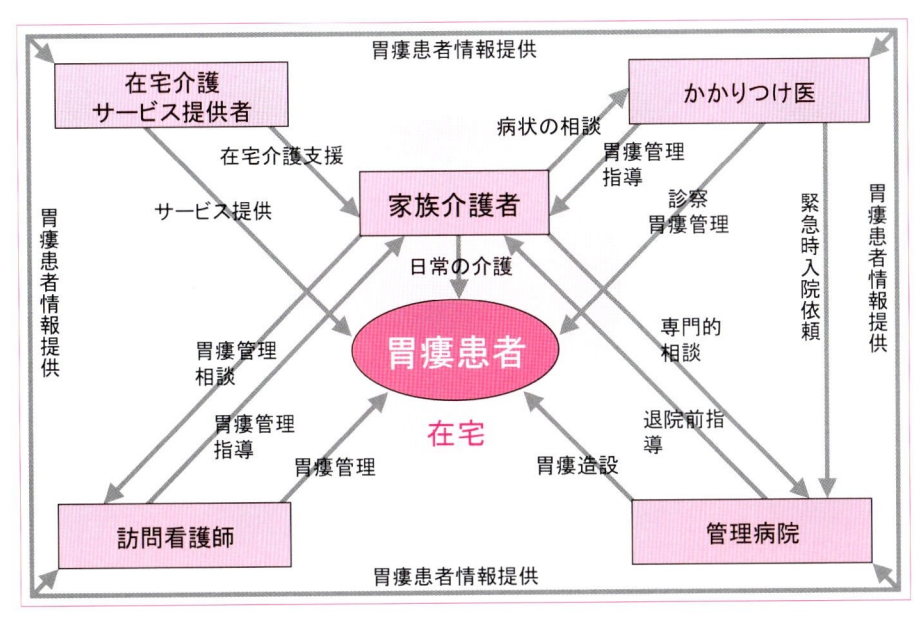

図16 胃瘻患者の在宅管理モデル
 入院施設をもつ管理病院，在宅医療面からかかりつけ医，看護の面から訪問看護師，介護の面から在宅介護サービス提供者などが胃瘻患者と家族介護者を在宅支援する．

がある．その患者さんが将来どのような形で療養されるかということである．すなわち在宅で療養される場合，PEGを在宅で管理する必要が出てくるのである．日々の栄養剤投与を行う家族介護者が存在するのか，その方はPEGの原理を理解し連日の栄養剤投与と胃瘻カテーテル管理などの必須事項を実行できる時間と能力があるのか，介護者が一時的に介護できなくなったときに変わるべき人材やショートステイなどの施設の利用が可能であるのか，胃瘻管理を実行し家族介護者とともに在宅医療を実践するかかりつけ医や訪問看護師がいるのか，などの問題点に対して目処をつけておく必要がある．すなわち，家族とPEG自体のIC（Informed Consent，説明と同意）に加えて，将来の在宅介護での介護者の決定と胃瘻管理の実際についての十分な説明も必須である．さらに，訪問診療や胃瘻管理をしていただけるかかりつけ医の選定や訪問看護ステーションへの連絡なども必要である．実際にはその地域の社会資源などの詳しい情報や知識を持つ各病院のMedical social workerや地域医療連携室，在宅介護支援事業所などと病院主治医は密に連絡をとり合い，上記事項を確定しておくとよい．

これらの手順について，PEGの実施となる．PEG施行時の注意点は以前の章で詳述した．PEGの術後管理やトラブルシューティングなどの技術的なことは他章の記載を参照されたい．ここではPEGの術後において管理病院にあるもう一つの重要な役割について述べる．それは，家族介護者の教育，訓練である．在宅で実際に毎日介護を行う家族介護者にとっては胃瘻を見ること自体が初の体験であることが多い．胃瘻カテーテルの管理，スキンケア，栄養剤の投与の手順など入院中に十分理解し実際に行うことは，在宅での管理へスムーズに移行するために非常に大切である．以下に，特に注意がいる点をあげる．カテーテル管理に関しては，カテーテルの位置のチェックや汚れのチェック，スキンケアでは胃瘻部皮膚のチェックと日々のケアの方法，栄養剤投与関係では栄養剤投与ラインの接続方法と投与速度調節，薬剤を投与する場合の薬剤溶解法と注入の方法などが医学知識のない家族介護者にとっては問題となりやすい．これらの各項目についてこの入院中に病棟看護師などと一緒に実行していただくのがもっとも理解が早く有効な方法である．もう一点重要なことは，在宅での緊急時の対応について家族介護者に理解してもらうことである．特に，バルーン型胃瘻カテーテルがバルーンの破損などの理由で自然抜去しているのを見つけたときの対応が重要である．このような場合に備えてバルーン・チューブ型カテーテル（尿道バルーンカテーテルでもよい）を手元にあらかじめ用意しておくとよい．PEG後2週間以上たち在宅管理となっている時点で胃瘻はすでに癒着完成している．まず，このことを家族介護者に理解していただき，あらかじめ用意しておいたバルーン・チューブ型カテーテルを用手的に挿入したうえ，かかりつけ医などに連絡するよう指導する．数時間以上放置すると胃瘻が閉じてしまうので素早く対応することが大切である．

患者さんの退院前には管理病院から在宅で医療面を担当することになるかかりつけ医への情報提供が必要である．提供すべき情報として最低限必要なものを表9に示す．さらに訪問看護ステーションや在宅介護サービス提供者への情報提供も必要である．

在宅胃瘻患者さんの緊急時の入院対応について述べる．完成した胃瘻でカテーテルが抜去した場合の対応は前述したが，胃瘻完成前に胃瘻カテーテルが抜けた場合には注意が必要である．この場合胃内容物の腹腔内への漏出の可能性があり，入院のうえ全身状態のチェックし内視鏡下での胃瘻カテーテルの再挿入などの処置が必要である．また，胃食道逆流が高度で誤嚥性肺炎を発症した場合や，高度の下痢による脱水，イレウス症状の出現，胃瘻部の化膿などの場合も入院治療が必要となることがある．かかりつけ医と緊密な連携を保ちつつ，必要時には入院施設をもつ管理病院としてその役割をはたさなければならない．

3．在宅での胃瘻の管理
1）かかりつけ医の役割

管理病院でPEGを施行された後，在宅での胃瘻管理の責任者はかかりつけ医となると考えられる．患者さんの全体像をチェックし，管理病院より得た情報も参考にして在宅管理をすすめていかねばならない．この際もっとも重要なことは，かかりつけ医は訪問看護師や在宅介護サービス提供者と連携をとりながら家族とともに患者さんを診てゆ

表9 管理病院からの情報提供

1. PEG施行日と術後の経過
2. 留置してある胃瘻カテーテル
   ・製品名，製造者名，サイズ（太さと長さ）
3. 今後のカテーテル交換について
   ・いつごろ，どのようなカテーテルに誰が交換する予定か
4. 投与栄養剤
   ・製剤名，1日の投与スケジュール
5. 投与薬剤
   ・薬剤名，投与量，投与法（胃瘻より投与の場合は粉末で）
6. 在宅療養情報
   ・主たる介護者，利用予定の訪問看護事業所や介護福祉サービスなど
7. 緊急時の対応について
   ・緊急時の入院対応の受諾など

表10 在宅での胃瘻管理に必要なモニター項目

1. 血液検査
   ・血算，白血球分類
   ・血清電解質，血糖値，BUN，クレアチニン
   ・血清カルシウム，リン，マグネシウム
   ・肝機能検査
   ・血清鉄，TIBC，トランスフェリン
   ・血清アルブミン，中性脂肪，総コレステロール
   ・ヘモグロビン A_{1c}
2. 検尿
   ・尿糖，尿中ケトン体
3. その他
   ・体重測定，排便排尿状況，水分出納

＊これらの項目は患者それぞれの状況から検査間隔を決定すること

くことである．すでに図16で示したごとく患者さんを中心に同一の情報を共有し適切に指示，在宅管理を有効にコーディネートすることが大切である．一つの工夫として日誌の作成を提案したい．患者さんの日々の様子を家族介護者に記入してもらい，さらにかかりつけ医や訪問看護師，在宅介護サービス提供者にもそれぞれの立場からコメントを追加記入してもらうようにする．この方法は患者さんに関する同一情報を共有できるようになり非常に有用である．たとえば瘻孔周囲炎が発生したことを家族介護者が気づかずとも入浴介護サービス提供者が気づき日誌に記入，それをもとに訪問看護師が周囲炎を確認，消毒処置を施行したことを日誌に記入，かかりつけ医は必要な薬剤を処方するといった具合である．

在宅の胃瘻患者さんの栄養状態をチェックする（栄養アセスメント）ために血液検査なども定期的に行う必要がある．在宅管理に必要と思われるモニター項目を表10に示す．比較的多くみられる合併症として糖代謝異常があり，血糖値やヘモグロビン A_{1c} のチェックは重要と思われる．血清ナトリウム値の低下の場合は塩分の不足が疑われるので食塩を追加投与することもある．また，長期にわたり同一の栄養剤のみで栄養されていると必須脂肪酸や微量元素などの欠乏が起こることもある．特に亜鉛や銅，セレンの欠乏の報告例があり，野菜ジュースやココアなどをときどき注入するように指導するとよい[2]．このような栄養管理面での専門的知識を持つ管理栄養士や薬剤の専門家である薬剤師などの訪問による管理指導を積極的に利用して，胃瘻患者の在宅療養中に発生した問題の解決を図り，在宅療養を良好に維持してゆくことも大切である．

前述のごとく，かかりつけ医は在宅の胃瘻患者さんの病態を的確に判断し，入院治療が必要と判断した場合は，早急に管理病院に連絡する必要がある．特に注意の必要な病態として，誤嚥性肺炎，高度下痢による脱水，イレウス，カテーテルの誤挿入などがあり，日常の患者観察と家族や訪問看護師などからの情報を的確に判断することが早期発見に重要である．

2）訪問看護師の役割

在宅療養全般について訪問看護師の役割は重要であるが，胃瘻患者さんの在宅での管理面においても訪問看護師の果たす役割は非常に大きい．訪問看護師はカテーテルケアやスキンケアの主体となって活躍するわけであるが，これらケアの実施詳細は別項目で詳述したのでそちらを参照していただきたい．

訪問看護師の大きな役割として家族介護者への指導や助言も大切な仕事である．家族介護者にとってはこまごまとした日々の介護について相談できるもっとも身近な相手と考えられ，訪問看護師にはPEGに対する正確な知識が要求される．他項で述べたように胃瘻に関するトラブルが発生した場合はただちにかかりつけ医と連携し必要な処置をとらねばならない．患者介護日誌などを利用してや他職種との密な連携をとり，正確な知識を

もとに在宅介護の主体としての役割をはたさねばならない．

3）在宅介護サービス提供者の役割

ここでの在宅介護サービス提供者とは，在宅療養している方々に訪問介護，ショートステイ，デイサービス，デイケア，訪問入浴介護，訪問リハビリテーションなどの在宅介護サービスを提供する人または施設のことである．胃瘻造設をされた在宅患者さんがショートステイで施設に入所したり，在宅での入浴サービスを受けたりする状況はすでに現実となっている．したがって，在宅介護サービス提供者にとっても胃瘻の一般的な管理に関する正確な知識の習得と管理手技の習熟は必須事項といえる．さらに，患者さん個々人での胃瘻管理の違いへの理解も必要である．つまり，一口に胃瘻といっても人により留置されているカテーテルの種類が違っていたり，投与する栄養剤の種類や量さらに投与薬剤が違っていたりするのは当たり前のことであり，それぞれの個人に違った対応が必要となるのである．特にさまざまなタイプの胃瘻カテーテルの構造について正確な知識とその正しい使用法を理解しなくてはいけない．これについては別項目を参照いただきたい．

もし胃瘻に関するトラブルが発生した場合には，かかりつけ医や訪問看護師に連絡をとり連携して適切な処置をとることは言うまでもない．

4）家族介護者の役割

在宅での日々の介護を実施するのは通常では家族ということになろう．多くの場合，胃瘻に関する専門的医学知識があるわけではないので，最低限として以下の3点を理解したうえでの介護の実践が必要である．すなわち，胃瘻の原理や構造に関する理解，胃瘻の日常管理の方法の理解と実践，そして緊急事態の判定と対応，の3点である．

まず，胃瘻の原理や構造に関する理解は，管理病院においてPEG実施前に説明を受け十分理解を得ているはずである．しかし，PEG実施前に説明を受け同意した人と実際に在宅で介護する人が別人である場合もあり注意が必要である．もし家族介護者が胃瘻の構造や機能の理解が不十分な場合には，かかりつけ医や訪問看護師などから必要な知識を得るようにしなくてはいけない．

ついで胃瘻の日常管理の方法を理解のうえ実施しなくてはいけない．前述のごとくこの胃瘻の管

表11 かかりつけ医への連絡を要する状態

1．呼吸器症状 ・窒息，呼吸困難 ・咳，多量の喀痰 2．腹部症状 ・嘔気，嘔吐，腹部膨満 ・高度の下痢，数日以上続く便秘 3．全身症状 ・発熱，衰弱状態，脱水状態 ・出血傾向，麻痺など 4．胃瘻関連 ・胃瘻部の発赤，出血，排膿 ・カテーテルと胃瘻の隙間からの胃内容の漏出 ・カテーテルの完全抜去や位置異常（抜けかけている状態） ・カテーテルの詰まり

理方法の実際をPEG実施時の管理病院への入院中に練習しておくのがいちばん良いと思われる．さらに，かかりつけ医や訪問看護師に日々の不安や疑問について相談し問題点を解決していくことで安定した胃瘻の在宅管理が可能となっていく．家族介護者は，在宅管理の主体を担っているが，かかりつけ医や訪問看護師その他の多くの専門家がこの在宅医療に関わっていることを忘れてはならない．彼らの知識や技能を十分に利用し自らを高めていただきたい．

最後に緊急事態の判定についてである．日ごろと違う何かが起こったことにまず気付くことが先決問題である．そのためにも前述のごとく患者さんの日々の状態を記録する日誌をお勧めする．全身状態に加え，栄養剤の注入記録，排便状態，胃瘻部の状態，カテーテルの位置などを記録するのであるが，日誌についてはかかりつけ医や訪問看護師と相談するとよい．もし日ごろと違うことが発生した場合には，かかりつけ医や訪問看護師にただちに相談するようにする．特に，発熱，嘔吐の繰り返し，高度の下痢や便秘，カテーテルの自然抜去や位置異常などは重症合併症の早期発見と早期治療につながるので重要である．これらを含め家族介護者にとって注意すべき状態を表11に示したので参照していただきたい．

文　献

1）津川信彦，小川滋彦，蟹江治郎，他：在宅栄養管理におけるPEGの重要性．在宅医療 4：54-64，

1997

2）津川信彦：老年者経皮内視鏡的胃瘻造設術と微量元素欠乏症；病態と対策．老年消化器病 9：7-14，1997

PEG類似の手技
経皮内視鏡的空腸瘻造設術と経皮経食道胃管挿入術

　患者さんの状態はさまざまであり，通常のPEGでは不都合が生じることがある．こういったときに今回述べるような何らかの工夫が有効なばあいがある．比較的遭遇する機会の多い例として，通常の胃瘻造設した後にも胃食道逆流（Gastroesophageal reflux disease：GERD）が続き誤嚥性肺炎を繰り返すことがある．このようなときには胃瘻を空腸瘻に変換するとよいばあいがある．この方法を経皮内視鏡的空腸瘻造設術（Percutaneous endoscopic jejunostomy：PEJ）という[1]．また胃切除術後の状態の患者さんや大量の腹水などで腹壁から胃にアプローチが困難な患者さんに経管栄養が必要な時には，新しく開発された経皮経食道胃管挿入術（Percutaneous trans-esophageal gastro-tubing：PTEG）が有効である[2]．本章はこのようなPEG類似の経管栄養法について詳述する．

1. 経皮内視鏡的空腸瘻造設術（PEJ）
1）PEJとは？
　この方法は，すでに留置されている胃瘻カテーテルの中をより細い空腸瘻カテーテルを通しその先端を空腸まで到達させるという方法である（図17）．この方法では空腸瘻カテーテルを通して栄養剤を空腸内に投与する．また胃内に開口した胃瘻カテーテルを介して胃内減圧をしたり胃内への薬剤投与も可能である．なお空腸瘻カテーテルを胃瘻カテーテル内腔を介さずに一本のカテーテルで空腸まで到達させるタイプのカテーテルで空腸に栄養投与するものもある．いずれにせよ栄養剤は空腸に投与されるため食道まで逆流する可能性は少なくなり，GERDや誤嚥性肺炎の危険性が減るわけである．

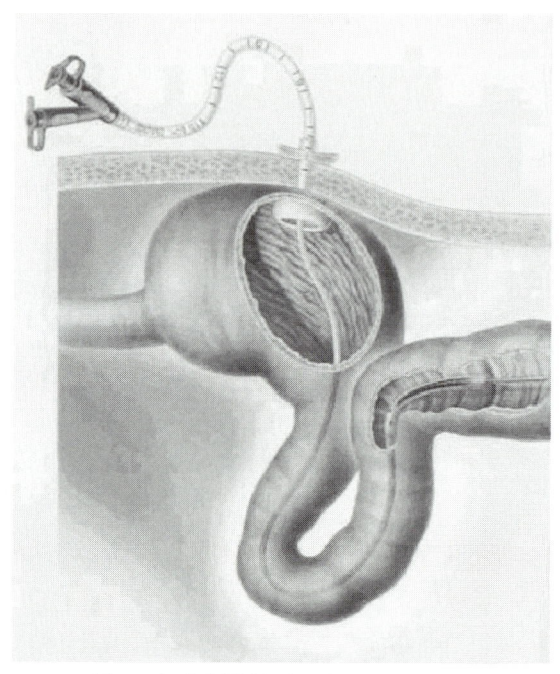

図17　経皮内視鏡的空腸瘻造設術（PEJ）
胃瘻カテーテルの中をより細い空腸瘻カテーテルが通りその先端が空腸まで到達している．

2）どのような場合に適応となるか？
　通常はPEGにより患者さんのQOLを大きく改善できる．しかしまれではあるが下部食道括約筋などの機能不全により胃食道逆流を容易に起こし逆流性食道炎症状を惹起させたり，さらに気道まで逆流し誤嚥性肺炎を繰り返す症例に遭遇することがある[3]．このようなばあいに実行すべきことは，まず栄養剤の注入量や注入速度の変更や注入時の体位の工夫，さらに粘稠な栄養剤への変更や消化管運動調節剤の投与などである[4]．これらの工夫も無効なばあいにはPEJの適応となる．特殊な例であるが，切除不能の幽門狭窄症例で空腸瘻カ

表12　市販されている各種の空腸瘻カテーテル

商品名	メーカー名	胃瘻カテ外径	空腸カテ外径	備考
（カンガルーPEGキット）＋カンガルーPEJキット	シャーウッド	20 Fr	9 Fr	別品胃瘻カテーテルへの空腸カテーテルの組み合わせ
（ファストラックPEGキット，バードPEGキット，メディコンPEGキット）＋ジェジュナルカテーテル	メディコン	20, 24, 28 Fr	9, 12 Fr	別品胃瘻カテーテルへの空腸カテーテルの組み合わせ
（ガストロドーム，セキュリティー）＋J-チューブ	ボストン	20, 24 Fr	8.5, 12 Fr	別品胃瘻カテーテルへの空腸カテーテルの組み合わせ
MIC ガストロエンテリックチューブ	センチュリー	16, 18, 20, 22, 24, 26, 28, 30 Fr	9 Fr	単一カテーテルに胃と空腸のそれぞれに開口する2ルーメンあり
MIC ジェジュナルチューブ	センチュリー	12, 14, 16, 18, 20, 22, 24 Fr	同左	空腸に開口する単一ルーメン型
経胃瘻的腸用カテーテル	クリエートメディック	14, 16, 18, 20 Fr	同左	空腸に開口する単一ルーメン型

テーテルが狭窄を通過可能なばあい，胃瘻カテーテルより胃内を減圧すると同時に狭窄より肛門側に空腸瘻カテーテルを通して栄養剤を投与することが可能である．

3）実施方法

PEJのカテーテルは各社から発売されている（表12）．ここでは日本シャーウッド社製カンガル—PEJキットを例としてその留置方法を述べる．

最初にPEJカテーテルに適合していない胃瘻カテーテルが挿入されていたばあいは，適合した胃瘻カテーテルに交換しておく．まず内視鏡を挿入し胃内から胃瘻部を観察する（図18 A）．体外のチューブを切断し胃内からの空気漏れを防ぐためエアーキャップを取り付け，中央の穴からガイドワイヤーを胃内へ通しその端を内視鏡の生検鉗子でつかんでそのまま十二指腸にまで進めて行く（図18 B）．以後の操作を容易にするため，PEJカテーテルを滅菌水に浸しさらにシリンジで水を内腔に通すことでハイドロマーを活性化する（図18 C）．このステップがこの製品の特徴である．ついで，エアーキャップを外してPEJカテーテルをガイドワイヤーに沿わせて十二指腸まで押し進める（図18 D）．内視鏡先端部までカテーテルが挿入されたらガイドワイヤーの把持を放しカテーテルをさらに奥まで送り込み，内視鏡は抜去する．さらにガイドワイヤーも抜去しアダプターを胃瘻カテーテルに接続して完成である（図18 E）．

4）術後のケア

栄養剤の投与に関しては，空腸瘻では通常の胃瘻よりの栄養投与と違って胃というリザーバーがないため，栄養剤の投与速度を遅くする必要がある．基本的なケアはPEGのばあいとまったく変わらない．PEJ用のカテーテルはいずれもチューブ型カテーテルであり，ボタン型カテーテルと違って体外部分が長いので，誤抜去しないなどの管理が必要である．また空腸瘻カテーテルが細く長いため栄養剤がカテーテル内腔に付着して目詰まりを起こしやすい．フラッシュを十分に行うなどカテーテルケアは重要である．なおカテーテルの交換に際しては内視鏡による交換が必要である．

2．経皮経食道胃管挿入術（PTEG）

1）PTEGとは？

簡単に言えば経鼻胃管とPEGの中間的存在である．カテーテルの体内への挿入部は頸部食道でカテーテルの先端は胃内（あるいは腸瘻も可能）にまで到達させ留置する方法である[2]．したがって，流動栄養剤はPEGと同様胃内（あるいは小腸内）に投与される．経鼻胃管が長期にわたると鼻腔や咽頭の疼痛や損傷が問題となるが，この方法ではこの点が解決される．デメリットとして頸部に瘻孔があるため胃瘻と比べて美容的な問題があること，経鼻胃管と同様に胃食道逆流が起こりうることなどがある．

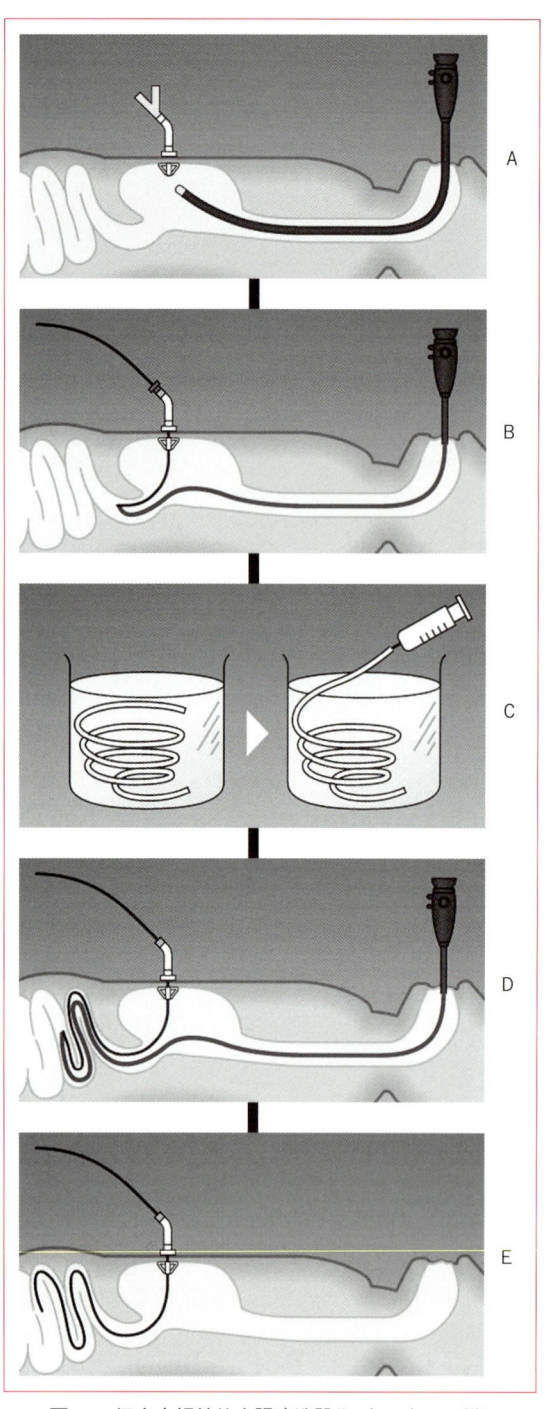

図18 経皮内視鏡的空腸瘻造設術（PEJ）の手順
留置してある胃瘻カテーテルの中にガイドワイヤーを通し，内視鏡で十二指腸まで導入する．空腸瘻カテーテルは，ガイドワイヤーに沿わせてさらに深部まで挿入する．

2）どのような場合に適応となるか？

胃切除手術の既往のある方に胃瘻造設はできるだろうか？ 残胃が肋骨弓下に認められ他の臓器が穿刺ルートに介在せず腹壁からのアプローチが可能であれば従来のPEGが可能であるが，胃全摘術などのように腹壁からのアプローチができないばあいは通常のPEGは困難である．また，胃前壁に腫瘍があるため胃の穿刺に危険がともなうときや，大量の腹水などで胃への穿刺が困難なときも同様である．これらPEGが困難な患者さんに経管栄養が必要なときは経鼻胃管がまず選択されるが，鼻腔や咽頭の疼痛や損傷といったが問題が発生したときにはPTEGは考慮すべき方法のひとつである．また，開口障害で内視鏡の挿入ができないときもPTEGの適応と考えられる．

3）実施方法

PTEGの実施には，穿刺用バルーンカテーテルや穿刺針，各種ダイレーターやガイドワイヤー，留置カテーテルなどが必要であるが，これらの必要物品がすべてセットとなって住友ベークライト社より発売されているのでこれを使用する．ほかに穿刺用プローブを装着したエコー機器が必要である．留置手技はレントゲン透視下での操作のためレントゲン室で実施する．

はじめに経鼻的にストレートガイドワイヤーを挿入し，それに沿わせて穿刺用バルーンカテーテルを食道まで挿入する．この穿刺用バルーンカテーテルの特徴は穿刺針で穿刺しても破裂しない構造のバルーンが先端に付いていることである．このバルーンを造影剤で食道内にて拡張させ，このカテーテルを軽く牽引し食道入口部に引っ掛けて頸部食道を引き出し（図19 A），エコー下に穿刺ルートを確認する．このときの体位は頸部をやや右向きとし，左鎖骨より2～3 cm上部に穿刺用プローブを横方向に圧迫気味にあてると，気管や甲状腺左葉と左頸動静脈の間に穿刺用バルーンが描出される．エコー下にこのバルーン中心に向け穿刺する（図19 B）．レントゲン透視と超音波画像そして穿刺抵抗からバルーンへの穿刺を確認する．穿刺針内筒を抜くと造影剤が噴出するので手早くJ型ガイドワイヤーを規定長だけ挿入し，穿刺針外套を抜去する．この時ガイドワイヤーの先は穿刺用バルーン内に1～2回巻いて存在していることになる．バルーンをデフレートし穿刺用バルーンカテー

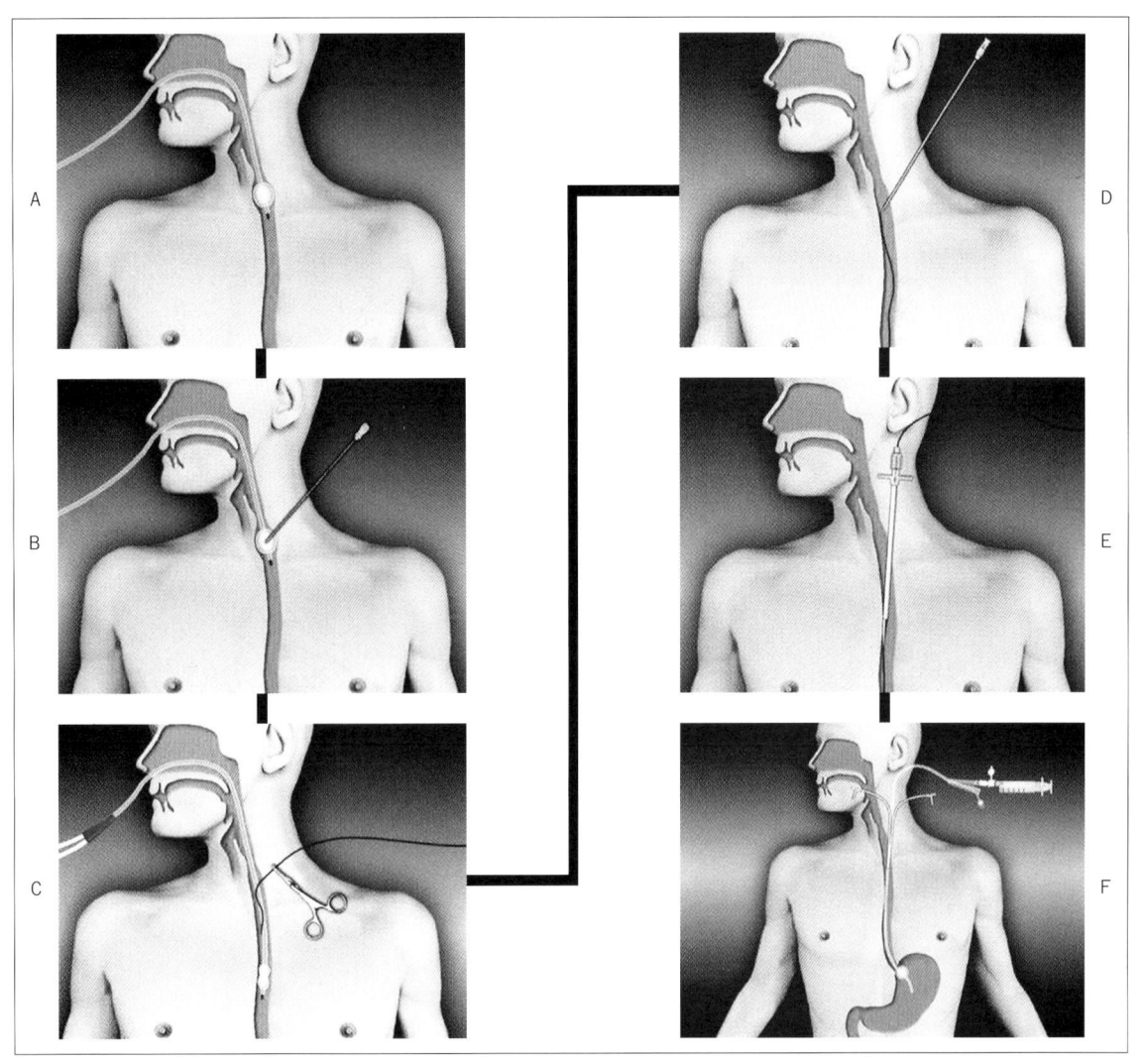

図19 経皮経食道胃管挿入術（PTEG）の手順
頸部から食道内の非破裂型バルーンをエコー下に穿刺しガイドワイヤーをまず留置する．さらにそれに沿わせてシースを挿入しカテーテルを胃まで到達させる．

テルを肛門側に押し進めることで，J型ガイドワイヤーを食道内にリリースする（図19 C）．ついで経鼻的に挿入していた穿刺用バルーンカテーテルとストレート型ガイドワイヤーは抜去し，頸部から挿入したJ型ガイドワイヤーは逸脱防止のため追加挿入する（図19 D）．頸部の穿刺部に小切開を加え10 Frダイレーターにてプレダイレーションさらに16 Frピールアウェイシースダイレーターでダイレーションをおこなう（図19 E）．シースを残してダイレーター内筒とJ型ガイドワイヤーを抜去，留置カテーテルを胃内まで十分な長さまで挿入す

る．さらにピールアウェイシースはピールオフする．留置カテーテルは先端バルーンを膨らませることもできる（図19 F）．最後に留置カテーテルの挿入部を縫合固定して終了する．

4）術後のケア

造設後の管理は基本的に胃瘻のばあいと違いはない．皮膚の瘻孔が完成するまでの約2週間は逆流した胃液などが頸部の皮下に流出する恐れがあるので注意が必要である．瘻孔完成後は管理は容易であるが，やはり胃瘻カテーテルに比べて長いため内腔閉塞に注意が必要である．カテーテルの

交換は透視下で確認しながら用手的に行う．

文　献

1) Ponsky JL, Aszodi A：Percutaneous endoscopic jejunostomy. Am J Gastroenterol 79：113-116, 1984

2) 大石英人，進藤廣成，城谷典保，他：経皮経食道胃管挿入術（PTEG：ピーテグ）―その開発と実際―．IVR 会誌 16：149-155，2001

3) 小川滋彦，小市勝之，中野由美子，他：経皮内視鏡的胃瘻造設術の胃食道逆流における有用性―経鼻胃管との比較検討―．Gastroenterol Endosc 37：727-732, 1999

4) 稲田晴生，金田一彦，山形徳光：胃食道逆流による誤嚥性肺炎に対する粘度調整食品 REF-P 1 の予防効果．JJPEN 20：1031-1036, 1998

消化管悪性狭窄に対する胃瘻の応用
経胃瘻胃内減圧術と経胃瘻ステント留置術

胃瘻は一般的には栄養投与のルートとして使用されている．本章より，胃瘻を栄養投与以外の目的に利用するさまざまな方法を紹介する．いわば胃瘻の多方面への応用である．本章では，切除不能の胃幽門前庭部悪性腫瘍による消化管狭窄に対する胃瘻の応用例を紹介する．

日本人の胃癌はA領域（幽門前庭部）に比較的高頻度であり，しかも隆起型が多く狭窄をきたしやすいことが知られている．実際に幽門狭窄症例に遭遇することも多い．根治手術可能例では手術をすれば問題はないが，手術できないばあいには狭窄により胃内容物の嘔吐を繰り返すこととなりQOLを大きく損なうこととなる．経鼻胃管を挿入することで胃内圧の減圧が可能となるが，PEGを施行することでさらにQOLを向上させることができる（経胃瘻胃内減圧術）．また，胃瘻から幽門狭窄部にステントを留置し狭窄の解除を行うことで，経口摂取も可能となりQOLをさらに改善することができる（経胃瘻ステント留置術：Trans-gastrostomal stenting)[1]．

1．経胃瘻胃内減圧術

胃幽門前庭部悪性狭窄例や癌性腹膜炎などで上部消化管狭窄を起こした例において貯留した胃内容物を胃瘻から体外へドレナージする方法である．高度進行癌で手術の適応にないばあいや，手術可能であっても年齢，全身状態，本人家族の意思などから手術が選択されない症例のばあいに適応となる．通常はまず経鼻胃管が挿入されドレナージされる．これに対し胃瘻からのドレナージでは鼻腔や咽頭への違和感がなく美容的にもよい．また，経鼻胃管からのドレナージに比べて胃瘻からのドレナージではカテーテルが太く短いため詰まりなどのトラブルが軽減され取り扱いが容易であるなどのメリットも多い．

方法は通常のPEGとまったく同様の方法で胃瘻を造設し，胃瘻カテーテルに排液バックを接続して胃内容をドレナージする．このばあいの注意点をいくつかあげておく．前庭部悪性腫瘍の場合は，胃内バンパーが腫瘍に接触し出血させないためにも，また将来の腫瘍の進展が胃瘻部に及ばないためにも，腫瘍組織から口側にある程度の距離をとって造設しないといけない．また，減圧目的にPEGを行うにあたっては胃壁固定を必ず施行する．その理由は造設早期にカテーテルの詰まりが生じドレナージの不良が起こったばあい，胃内圧が容易に高くなるため胃瘻部位より胃内容がリークしやすくなるからである．胃壁固定を行うことで胃内容が腹腔内に漏れ出て腹膜炎が発症するのを防止できるのである．

しかし本法で減圧ができても食事摂取が可能となるわけではないので，中心静脈栄養法（total parenteral nutrition：TPN）による経静脈的栄養投与が必須であり，中心静脈への点滴ルートの管理に加え胃瘻からの排液バックの管理も必要となる．決してQOLを改善する完璧な方法とはいえず，これらを解決できる方法として下記の経胃瘻ステント留置術が考案された．

2．経胃瘻ステント留置術

1）経胃瘻ステント留置術とは？

手術不能の上部消化管悪性狭窄に対する治療法としてself-expanding metallic stent（EMS）の有用性が報告されているが，そのほとんどは食道癌に対する内視鏡的留置である[2]．幽門前庭部の悪性狭窄に対しても同様のステント治療が試行され

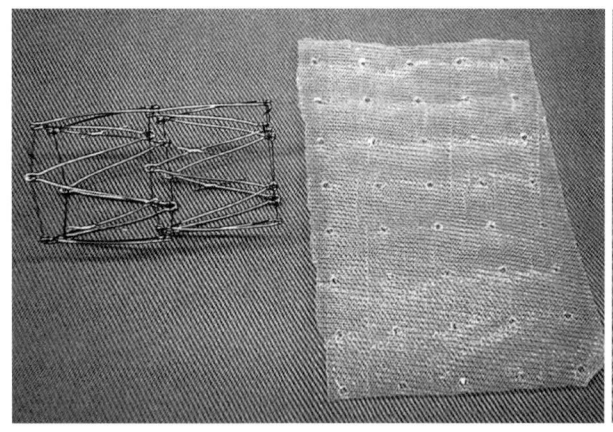

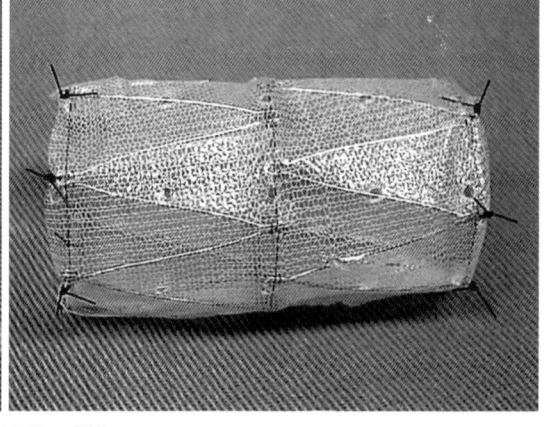

図20 カバー付き EMS の製作
気管支用 Z ステント（A 左）にバイオブレン膜（A 右）を縫合固定し，カバー付きステントを製作する（B）．

てきたが，実際には以下の2つの問題点があり留置が困難となっている[3]．

まず，第一の問題点は，幽門前庭部狭窄に適したステントが市販されていないということである．幽門前庭部の悪性狭窄の特徴としては次の点があげられる．まず，幽門前庭部の狭窄では食道のばあいと比べて腫瘍組織が比較的厚く，狭窄の長さは食道より短くおおよそ 5 cm 以下である．これらの点から幽門前庭部狭窄の拡張のためのステントは，比較的強い拡張力を持ちステント長があまり長くないものが望ましいと考えられる．また，ステント端は鋭利であってはならない．これはステント端が十二指腸側に出たときには薄い正常腸管壁を容易に穿孔に導くからである．さらに腫瘍のステント内増殖による再狭窄を考えるとカバー付きステントが望ましい．これらの要望をすべて満たすステントは現在のところ市販されていないため，われわれは上記の要望を満たすステントを後述のごとく自作している．

第二の問題点は，ステントをどのようにして幽門前庭部の狭窄位置に誘導するかという点である．食道ステント留置法の延長から試みた経口的な挿入法は，胃大彎に沿って円弧を描くようにたわんで幽門前庭部に至るため先端への力が直接伝わらず，非常に困難である[4,5]．腹壁から用手的な圧迫や内視鏡による補助も根本的な解決にはならない．解剖学的には幽門前庭部は胃角部から後腹膜臓器である十二指腸に向かって背側方向にまわりこんでいる．すなわち幽門前庭部の狭窄の真正面に胃角部前壁あたりが位置しているわけである．そこで，この部位の腹壁に胃瘻を形成し直接ステントを誘導すると容易にステント留置が可能となる．幽門前庭部の狭窄に適したステントを胃瘻を介して留置するこの方法を経胃瘻ステント留置術という．

2) 実施方法

（ア）カバー付き EMS の製作

幽門前庭部の狭窄に対するステントとしては，食道ステントのような長さは不必要であるが拡張力はさらに強いものが望ましい．これを解決する方法として以下の方法でカバー付きステントを製作する．まず，拡張力が強く長さが短いステントとして気管支用 Z ステント（直径 3.0 cm，長さ 2.5 cm が二連結されたもの）を使用し，バイオブレン膜を外周に縫合固定する（図 20 A，B）．製作後，再度縮めてインデューサーに装填する．

（イ）留置手順

留置方法は Introducer 法による PEG の応用である．まず内視鏡観察下に幽門前庭部の狭窄病変からなるべく正面となる部位に穿刺点を定める（図 21 A）．通常は胃体下部前壁から胃角部前壁となる．同部位を広く局所麻酔した後，クリエートメディック社製胃壁固定具で胃壁と腹壁を2ヵ所固定する（図 21 B）．2ヵ所の固定部の中央をエラスター針にて穿刺し残した外套内へガイドワイヤーを挿入，ガイドワイヤーに沿わせてテルモ社製 8 F アンギオシースを挿入する．X 線透視と内視鏡画像モニター下にアンギオシース先端を用手的に操

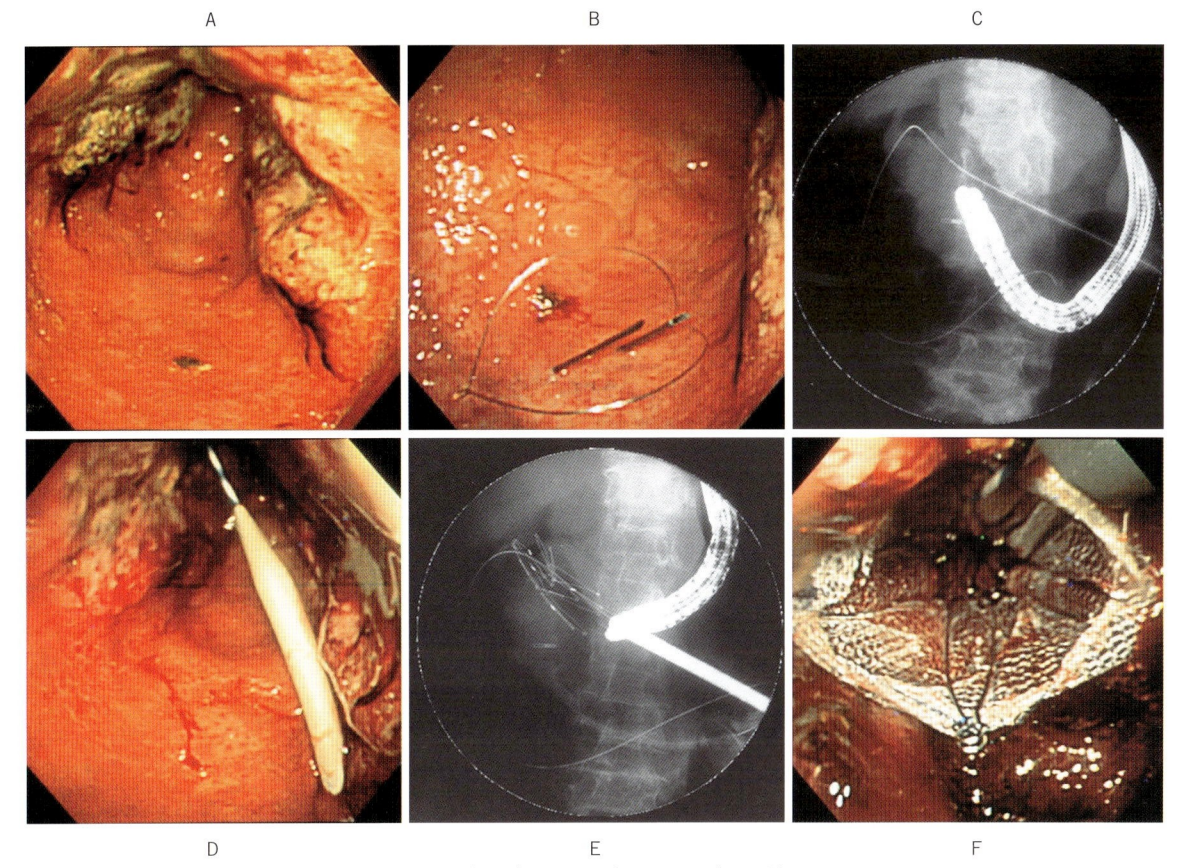

図21 経胃瘻ステント留置術での留置手順
病変部を観察し狭窄部の対側を穿刺位置と決定し（A），胃壁固定具で胃壁と腹壁を縫合固定する（B）．同部を穿刺しアンギオシースを使って用手的にガイドワイヤーを癌性狭窄部を通過させ（C），胃瘻部と癌性狭窄部の拡張を行う（D）．X線透視下でステントの位置を確認しリリースする（E）．リリースは内視鏡でも観察する（F）．

作し悪性狭窄部へ誘導，内視鏡の補助下に狭窄部を越えてガイドワイヤーを十二指腸まで通過させる（図21C）．十二指腸に到達しているガイドワイヤーに沿わせて，胃瘻部を徐々に拡張し（図21D），最終的にステントインデューサーを通過させる．ステントリリースの位置をX線透視および内視鏡下に確認しステントを開放留置する（図21E，21F）．終了後の胃瘻部にはバルーンカテーテルを留置する．

3）術後のケア

本法施行後は食事摂取が可能となり，胃瘻自体は不要となる．しかし胃瘻を保持しておくことで以下のようなメリットも生じる．まず，腫瘍の発育などで再狭窄を生じた場合に，この胃瘻部からステントを再度挿入できる点である．また経口摂取も不能なターミナルステージとなったばあいに

も，ただちに胃瘻を解放することで胃の減圧を得ることができ，QOLの向上に貢献できる．

カバー付きEMSを胃瘻から留置する方法（経胃瘻ステント留置術）は，手術不能の幽門前庭部悪性狭窄症例のQOL向上に貢献できる有用な手技であり，意義のあるPEGの応用例である．

文 献

1）徳毛宏則，小松弘尚，石田邦夫，他：幽門前庭部悪性狭窄に対する経胃瘻ステント留置術の経験．Gastroenterol Endosc 43：58-63，2001

2）Cwikiel W, Stridbeck H, Tranberg K-G et al：Malignant esophageal strictures：Treatment with a self-expanding nitinol stent. Radiology 187：661-665, 1993

3）徳毛宏則，小松弘尚，石田邦夫：経胃瘻ステ

ント留置術による幽門前庭部狭窄の治療．消化器内視鏡 13：1421-1425, 2001

4）Venu RP, Pastika BJ, Kini M et al：Self-expandable metal stents for malignant gastric outlet obstruction：a modified technique. Endoscopy 30：553-558, 1998

5）森　昭裕，奥村昇司，大橋憲嗣，他：工夫したステント留置が有効であった幽門狭窄を伴う末期胃癌の1例．Gastroenterol Endosc 41：1193-1197, 1999

内視鏡的粘膜切除術における胃瘻の応用
胃瘻下内視鏡的粘膜切除術

　胃瘻は体外から胃内へ直達できる優れたアクセスルートである．ここでは胃瘻をこの面から利用した処置方法を紹介する．

　隆起型早期胃癌をはじめとする胃粘膜病変に対する治療として内視鏡的粘膜切除術（Endoscopic mucosal resection：EMR）が広く臨床応用されている．一般的には病巣部を含め粘膜下層に生理食塩水を注入し隆起を形成させ広くスネアリングし高周波切開をするという方法がとられる．形成された隆起の基部に十分な範囲でスネアリングするため，2チャンネル内視鏡を使用する方法[1]や内視鏡先端に透明なキャップを装着し吸引する方法（EMR using a cap-fitted panendoscope：EMRC）などが考案されている[2]．これらの方法でも十分な範囲の切除に困難な点があるため，最近はスネアリングによる一括切除にこだわらず病変の周囲の粘膜層を全周切開するITナイフ法も開発されている．これらさまざまな方法はいずれも病変を広く確実に切除するための工夫である．本章は胃瘻を介し把持鉗子を挿入し病変粘膜を挙上させ粘膜切除術を施行する方法，胃瘻下内視鏡的粘膜切除術（Transgastrostomal EMR：TG-EMR）を紹介する[3]．

1．胃瘻下内視鏡的粘膜切除術（TG-EMR）
1）TG-EMRとは？

　前述のごとく，内視鏡的粘膜切除術にはいくつかの方法がある．汎用されている2チャンネル内視鏡法では，一方のチャンネルから出した把持鉗子で病変を含め大きく把持し手前に引き上げもう一方のチャンネルから通したスネアを押し出し気味にすることでその基部にスネアリングする．しかし，胃内での病変の占拠部位によっては，完全切除の困難な症例が認められ，手技上の弱点となっていた．一般的には，胃体部小彎，後壁側，胃角部および前庭部小彎が治療困難部位として認知されている[4]．われわれの行った検討でも胃体部小彎から後壁と胃角部，前庭部小彎病変の完全切除率の低下が認められた[5]．これは以下の理由によると考えられる．胃体部小彎および後壁の病変については，病変を正面視しがたく鉗子などの操作が接線方向になりやすい点があげられ，胃角部前庭部小彎の病変については，病変と内視鏡の距離が十分取れず鉗子での病変挙上がうまくいかない点があげられる．これらの問題点を解決する方法としてEMRCが開発された．病変を挙上するために2チャンネル内視鏡法では把持鉗子を使用したのに対し，EMRCでは内視鏡先端に装着した透明プラスチックキャップの中に病変部を陰圧で吸引し吸い込むことで病変を挙上させる．この方法の利点は上述した治療困難部位の病変に対しても正面視ができ，病変を的確に切除できるといわれている．しかしながらこの方法では病変吸引後はブラインド操作になる点や，切除が深くなる傾向がある等の問題点が指摘されている[6]．このほかに，斜視型2チャンネル内視鏡を用いる方法や腹腔鏡下手術を応用した手技が提唱されたが，いずれも一般的とは言いがたい．

　以上のように従来の方法ではそれぞれいくつかの問題点があり，それを解決する方法としてTG-EMRが開発された．本法は主として小彎および後壁の粘膜切除困難部位の病変に対して適応があると考えている．手技方法は後述するが，胃壁固定した後，同部位より胃内にアンギオシースを挿入しその中をとおして硬性把持鉗子を操作して病変を引き上げ，内視鏡からのスネアとの協調作業で

EMR を施行する方法である[3]．

2）どのような場合に適応となるのか？

　EMR の適応の原則は，術前診断において，20 mm 以下でかつ UL（−）の分化型 m 癌としているのが一般的である[3]．また上記以外の場合でも患者の希望が強い場合や腺腫とされたものも患者との合意の上で適応に加えることがある．TG-EMR では，上記の条件に加えて切除困難な部位とされる小彎，後壁側病変を適応としている．本法での切除が困難と思われる前壁および大彎の病変は，元来 2 チャンネル内視鏡法が容易で切除成績も良いとされており，TG-EMR 法が第一選択とはならない．

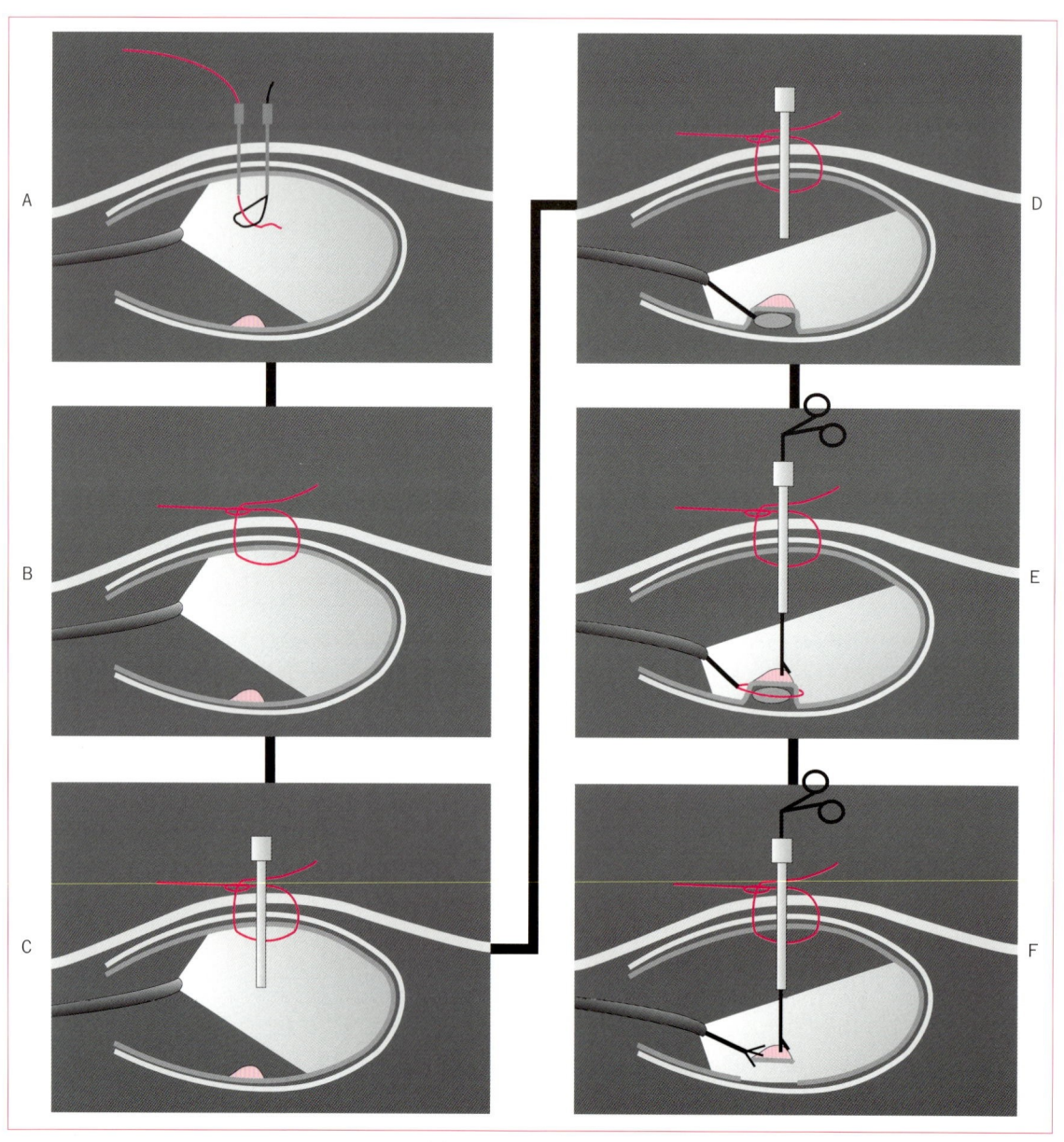

図 22　TG-EMR の手順
　通常の内視鏡で胃内を観察しながら，まず胃壁固定を行い（A，B），同部位にアンギオシースを留置する（C）．ついで，通常の EMR と同様に病変粘膜下に生理食塩水を局注し（D），内視鏡からのスネアとアンギオシースから挿入した硬性把持鉗子との協調操作で粘膜切除を行う（E）．切除された切片は内視鏡から挿入した三脚鉗子に受け渡し回収する（F）．

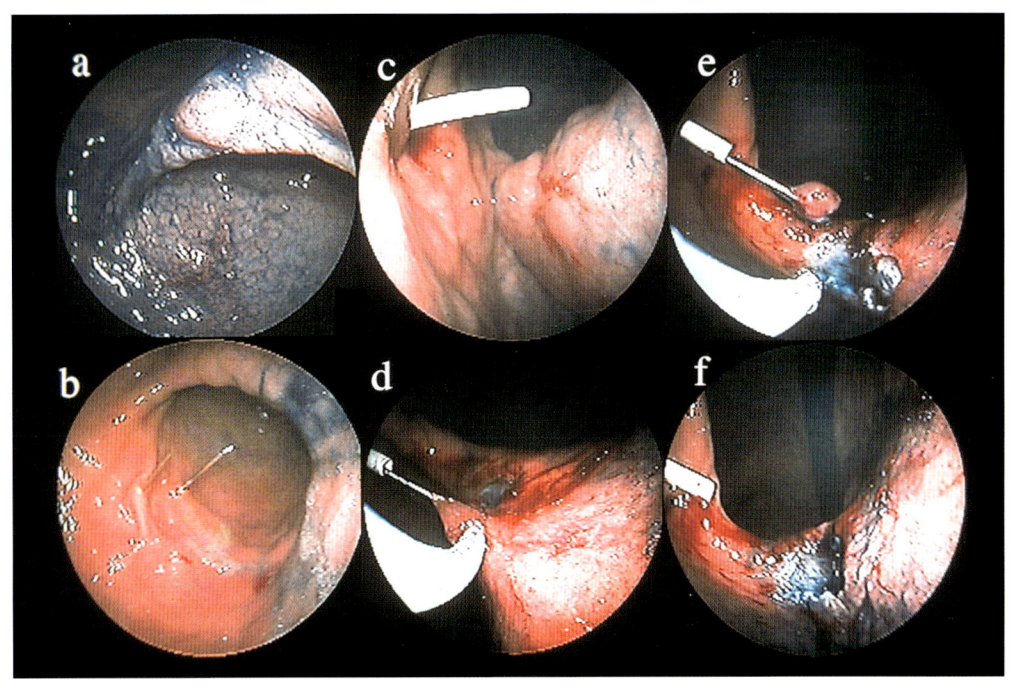

図23 胃角小彎病変に対する TG-EMR
治療困難な部位である胃角部の小隆起性病変に対し，対側からシースを通して把持鉗子が病変を把持し内視鏡と協調して粘膜切除が行われる．

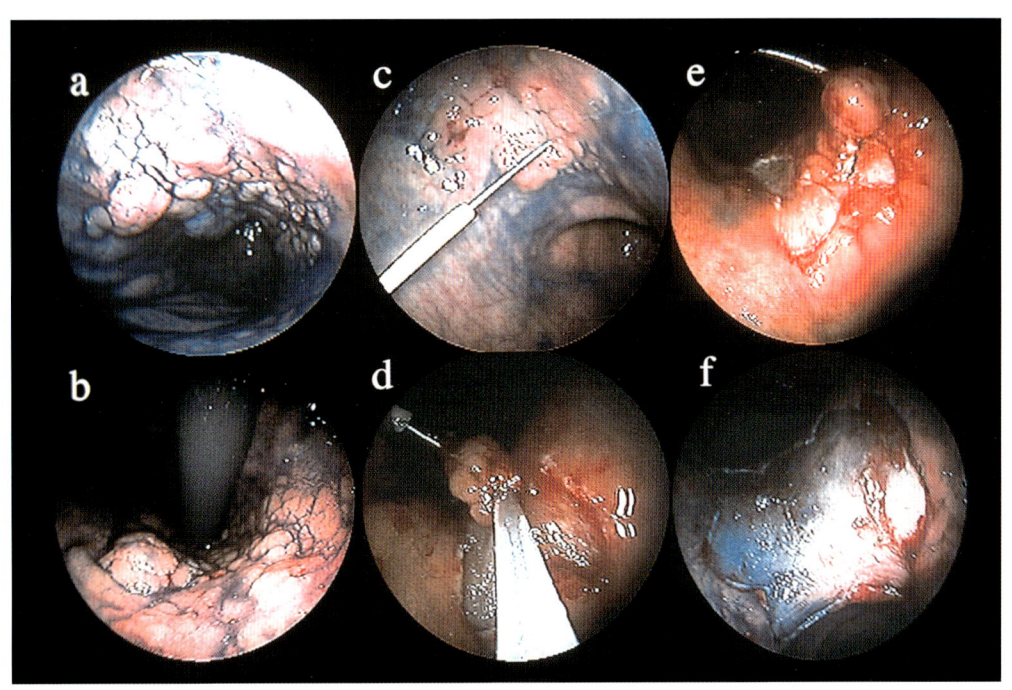

図24 胃体部小彎の広範な病変に対する TG-EMR
広範な隆起性病変に対しては，TG-EMR により分割で切除が行われる．

3）実施方法

通常の上部消化管内視鏡検査で使用する直視型または側視型電子内視鏡を使用し，内視鏡室にて施行される．通常通りの前処置を行い，オーバーチューブを装着した内視鏡を左側臥位にて挿入，病変の確認を行う．引き続き仰臥位に体位変換を行う．腹壁を指で押し胃内から観察し，病変の位置に対しもっとも把持しやすい部位を穿刺点とする．このとき内視鏡からの送気はやや多めにし腹壁と胃壁を密着させるようにすることが大切である．引き続き穿刺予定点を中心に十分に腹壁を消毒し滅菌布で覆う．カテラン針にて局所麻酔を十分施行し胃内に針先を出しそれを目標とする．クリエートメディック社製胃壁固定具を目標カテラン針の脇に穿刺し糸を固定具の一方の針に通し腹壁と胃壁に糸を貫通させ，胃内に出た糸を約10mm離れたところに出ているもう一方の針から出したスネアでつかみ（図22A）固定具全体を引き抜くことで再び胃壁と腹壁を再貫通させる（図22B）．腹壁に出ている糸をコッヘルにて把持し固定した後，その中央部に小切開を加え18Gエラスター針で胃内まで穿刺する．内針を抜去し0.035インチガイドワイヤーをエラスター針外套に通し胃内にガイドワイヤーを挿入する．ガイドワイヤーを残したまま外套を抜去し，留置したガイドワイヤーに沿わせて8Frアンギオシース（ラジフォーカス® イントロデューサーIIH，テルモ㈱，東京）を挿入する．ダイレーターおよびガイドワイヤーを抜去するとアクセスとしての胃瘻は完成である（図22C）．もちろんこの間の胃内の様子は内視鏡にてモニターすることが必要である．シースには逆流防止弁がついているので胃内の空気の漏れが起こることはない．ここまで約5分で留置が可能である．つぎに2チャンネル内視鏡法でのEMRと同様に切除範囲の決定後粘膜下層への生理食塩水の注入を内視鏡鉗子チャンネルより施行し病変を十分浮き上がらせる（図22D）．胃瘻ルートより硬性把持鉗子（尿管結石把持鉗子，KARL STORZ）を，内視鏡鉗子チャンネルより高周波スネアをそれぞれ挿入する．浮き上がった病変を垂直方向に持ち上げたところで病変を含め広くスネアリングし筋層の巻き込みがないことを確認の後，高周波にて切開切除する（図22E）．切除された切片は内視鏡から挿入した三脚鉗子に受け渡し回収する（図22F）．終了にあたってはシースを抜去の後，刺入部は胃壁固定した糸でそのまま結紮するが著変なければ翌日には抜糸する．なお，感染予防として術後3日間の抗生剤投与を原則としている．

図23に胃角小彎病変，図24に胃体部小彎の広範な病変に対するTG-EMRの実例を示す．

4）TG-EMRのメリット

本法で使用した把持鉗子は，経尿道手術用尿路結石把持鉗子であるが，この鉗子は軸が硬性であり，そのため目標への到達操作が正確かつ容易である．軸が硬性であるということで，把持した病変部を挙上する際，自在な方向へ挙上が可能となるというきわだった特徴を有する．2チャンネル内視鏡法で使用するフレキシブルな鉗子では手前に引くことが唯一の挙上法となるが，硬性鉗子では左右方向，前後方向に自由に挙上ができ状況に合わせて最適の方向に挙上することが可能である．また，本鉗子は片開きの鉗子であり，病変へのアプローチが接線方向に近い場合でも十分把持が可能である．すなわち，開き口を粘膜面側にして押しつけて把持し垂直方向にしゃくりあげるようにすると接線方向からでも十分な挙上が可能である．

2チャンネル内視鏡法で使用する内視鏡は外径が比較的太く，アングル操作などの機器自体の操作性で細径の1チャンネル内視鏡より劣っている．TG-EMRでは被験者の苦痛が少なく操作性に勝る細径内視鏡で施行できるというメリットも見逃せない．さらに内視鏡操作と把持鉗子操作が別々に行われ，協調した操作により切除が容易かつ確実に施行できるわけである．

なお，TG-EMRで懸念される合併症としては，腹壁からの観血的アプローチであることから胃液の腹腔への漏出などにより発症する腹膜炎をあげることができる．しかしながら，腹壁と胃壁を穿刺前に固定すること，穿刺径が8Frのアンギオシースで細径であること，切除終了後結紮することで胃液のリークを防止しているなどの理由から，今までこのような合併症は経験していない．

文　献

1）竹腰隆男，藤井　彰，高木國夫，他：endoscopic double snare polypectomy（RDSP）の方法と評価．胃と腸 23：387-398，1988

2）井上晴洋，竹下公矢，遠藤光夫，他：早期胃癌に対する内視鏡的粘膜切除術—透明プラスチックキャップを用いる方法（EMRC）—．Gastroenterol Endosc 35：600-607，1993

3）德毛宏則，小松弘尚，石田邦夫，他：胃粘膜腫瘍性病変に対する胃瘻下内視鏡的粘膜切除術（TG-EMR）の有用性の検討．Gastroenterol Endosc 39：1775-1780，1997

4）多田正弘，松元裕輔，村上敦司，他：胃早期癌の根治性における問題点と対策．消化器内視鏡5：1169-1174，1993

5）森中賢二，小松弘尚，德毛宏則，他：胃内視鏡的粘膜切除術（EMR）の部位別切除率に関する検討．広島医学50：179-182，1997

6）井上　茂，長南明道，結城豊彦，他：早期胃癌の内視鏡的粘膜切除におけるキャップ吸引粘膜切除法（EMRC法）の有用性について．Gastroenterol Endosc 38：2826-2832，1996

外瘻胆汁を消化管内に戻す経路としての胃瘻の応用
経胃瘻的外胆道消化管ドレナージと胃瘻栄養下経胃瘻的外胆道空腸ドレナージ

　胆管癌や膵臓癌などの悪性腫瘍による閉塞性黄疸に対しては減黄のためのさまざまな試みがなされている．最近では根治不能例に対しては金属ステントによる内瘻化が試みられ良い成績が報告されている．しかしながら，さまざまな理由から金属ステントによる内瘻化が困難な例も経験され，こうした例に対しては経皮経肝胆道ドレナージ（Percutaneous transhepatic cholangiodrainage：PTCD）などにて外瘻化されたまま全身状態をみながら経過観察されているのが現実である．この状態では，PTCDバックの管理などの問題もあり退院が困難であったりして患者さんのQOLの向上を考える面からも問題である．

　胃瘻は体外から胃内へ直達できる優れたアクセスルートであり，本章では外瘻された胆汁を消化管内に直接還流する経路として胃瘻を利用する処置方法を紹介する．単に消化管内に胆汁を還流する方法を経胃瘻的外胆道消化管ドレナージと総称するが，その留置部位により，胃内への方法を経胃瘻的外胆道胃ドレナージ（External biliary gastric drainage：EBGD）といい[1]，十二指腸や空腸内まで導入する方法を経胃瘻的外胆道十二指腸ドレナージ（External biliary duodenal drainage：EBDD）および経胃瘻的外胆道空腸ドレナージ（External biliary jejunal drainage：EBJD）という[2,3]．さらにこれに加えて経口摂取が困難な患者さんには胃内に胃瘻からの栄養剤投与を同時に投与する方法を胃瘻栄養下経胃瘻的外胆道空腸ドレナージ（External biliary jejunal drainage with gastrostomy feeding：EBJD-GF）という[4,5]．

1．経胃瘻的外胆道消化管ドレナージ（EBGD・EBDD・EBJD）

1）EBGD・EBDD・EBJDとは？

　胆道癌や膵臓癌における胆道閉塞は予後を決定する因子であり，根治不能例に対しては胆道閉塞の解除が治療の中心になっている．この胆道閉塞の治療としてはステント留置術が有用でありQOLの改善に大きく貢献しているが，ときにそのステント留置が困難な例に遭遇することがある．このような内瘻化が困難な例に対する減黄法としてはPTCDが選択されることとなる．PTCDでは体外のバッグに胆汁が集められることとなり，このバックやカテーテルの管理が必要となる．これを解決する方法として，体外にドレナージされた胆汁を胃瘻を介して消化管内に再還流する方法が経胃瘻的外胆道胃ドレナージである．この方法の第一のメリットは，患者さんのQOL向上に非常に有用である点があげられる．外瘻化胆汁の消化管内再還流によりPTCDバッグより解放され，それによりベッド上の生活から解き放たれる．むろんPTCDカテーテルをつけたままでも在宅療養は可能であるが，本人の負担が大きいばかりか，介護する家族や在宅医療スタッフへのストレスは著しく，現状としては実現困難なことが多い．本法のメリットの第二点目は，内瘻化できなかった例に対し内瘻化と同じ体内環境を実現できることである．胆汁を消化管内に再還流することで内瘻化の持つメリットをすべて受けることができるようになる．すなわち，電解質，胆汁酸などの体外喪失，脂質の吸収障害などのデメリットを改善できるという生理的側面からのメリットである．なお胆汁の消化管再還流先は，胃[1]，十二指腸[2,3]，空腸[5]のいずれでもかまわない．胃へのドレナージでは胆汁性

胃炎（Bile gastritis）の発生が，十二指腸ではチューブの胃への逸脱が問題点としてあげられているが，空腸へのドレナージではこれらは問題とならない．

2）どのような場合に適応となるか？

適応となる症例としては，まず膵胆道系悪性腫瘍により閉塞性黄疸を呈しPTCDが施行された症例のうち，患者の全身状態が不良である場合や腫瘍による閉塞状態が著しい時などさまざまな理由から金属ステントなどによる内瘻化が困難な例が考えられる．

3）実施方法

(ア) EBGD用カテーテルの製作

原理的にはPTCDカテーテルの体外側端とPEGまたはPEJカテーテルの体外端をつなげばいいはずである．さらに胃内容が胆道内へ逆流しないため一方弁をつけることが望ましい．しかし実際にはこの条件に適した製品は入手困難であるうえ，体外部分が長くなり管理が煩雑となる．ここではこの用途に適したものとしてわれわれが使用しているEBGD用のカテーテルを紹介する．具体的には1本のクリエートメディック社製内瘻用カテーテル（8 Fr, 40 cm）を使用する（図25 A）．このカテーテルには先端から約10 cmにわたり複数の側孔が開いている．元来，カテーテル先端部分を狭窄部を超えて留置し体外部分をストッパーで閉塞させることにより，胆汁を狭窄部の上流の側孔から狭窄部を越えたカテーテルの先端部分より流し出す内瘻化カテーテルである．EBGDで使用するために，まずこのカテーテルの体外側端を切断後ストッパーにて栓をし，逆流防止機能を持った開口部をつくるためにカテーテル側面に縦に約7 mmのスリットを入れたものを作成する（図25 B）．このスリットはカテーテルの中からの胆汁は問題がなく流出するが，カテーテルの外から中へはスリットが閉じるため胃内容が流入せず一方弁の役割をはたすことになる．

(イ) EBGDの手順

まず，閉塞性黄疸に対してPTCDを施行する．留置カテーテルは8 Frでよいが，肝表面と腹壁の癒着が完成するまで約2～3週間は体外へのドレナージをしておく．穿刺部位は外側区域の胆管（B 3）への穿刺のほうが胃瘻部に近くなるため引き続く処置が容易となる．ついでPTCD施行後安

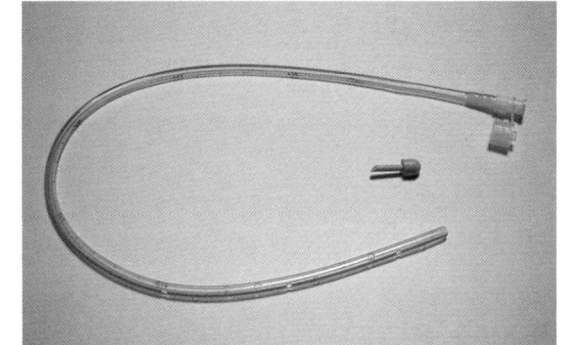

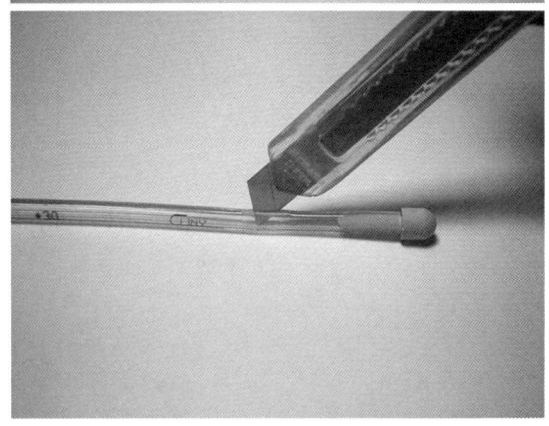

図25 EBGD用カテーテル
クリエートメディック社製内瘻用カテーテル（8 Fr, 40 cm）とストッパーを示す（A）．カテーテルの体外側端をストッパーにて栓をし，カテーテル側面に縦にカッターでスリットを入れると，これは一方弁の役割をはたす（B）.

定した時期にPEGを施行する．PEGの方法はカテーテル交換が容易なバルーン・チューブ型カテーテル（13 Fr）を使用するIntroducer法で行い，この際必ず胃壁固定をしておくことが大切である．経胃瘻的外胆道胃ドレナージの実施まで胃瘻カテーテルはクランプしておいてよい．

安全のためにPTCD瘻孔および胃瘻ともに癒着完成した時期に上述のスリット入りドレナージカテーテルを留置する．まず，胆管造影をしたのちガイドワイヤーを留置しているPTCDカテーテルに通し，ガイドワイヤーを残してPTCDカテーテルを抜去する．ついで，ガイドワイヤーに沿わせて前述の方法で作製したスリット入りドレナージカテーテルを先端側から胆管内に挿入する．ガイドワイヤーの端はスリットから管腔外に出す．胆管内の適切な位置に留置したら，ガイドワイヤーを抜き去る．胃瘻カテーテルを抜去し，先に胆管

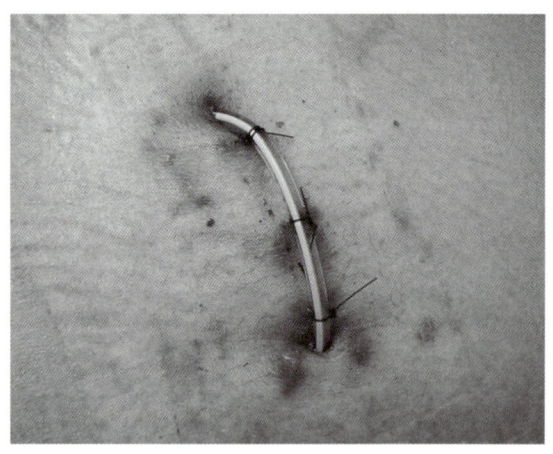

図26 EBGD用カテーテルの体外部分
EBGD用カテーテルは適切な位置に縫合固定する．

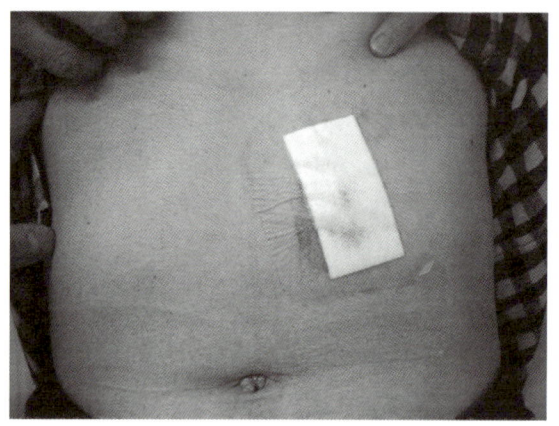

図28 EBGDの外観
防水タイプのパッチで覆うと入浴も可能である．

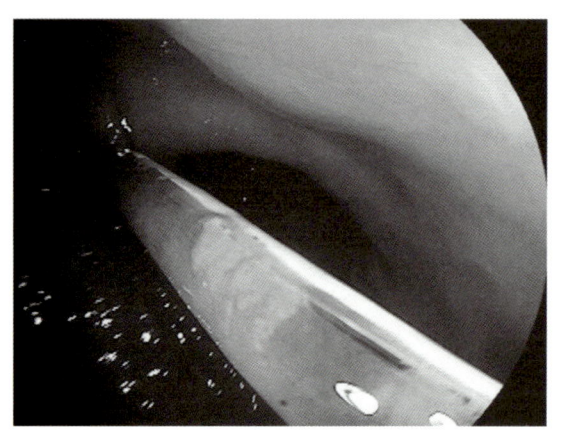

図27 EBGD用カテーテルの胃内部分
スリットから胆汁が流出しているのが観察される．

に挿入したドレナージカテーテルのスリット側を，用手的に胃瘻部から胃内へ挿入し，最終的に位置を確認したのち縫合固定する（図26）．

4）術後のケア

術直後から肝からの胆汁は留置したスリット入りドレナージカテーテルを通って胃内に開口するスリットから流出するようになる（図27）．留置当初はカテーテル部の消毒とガーゼ交換を連日施行し胆汁の漏出によるガーゼ汚染のチェックが必要である．カテーテル機能が良好であればガーゼ汚染はない．ガーゼ汚染があるばあいは，スリット部への胆泥などの詰まりの可能性があるので，そのばあいは以下の手順でカテーテルの洗浄ウォッシュアウトが可能である．まず，体外部分のカテーテルの肝臓に近い側をペアンでクランプし，その部より胃側のカテーテルを細経26ゲージ針で斜めに穿刺しカテーテル内腔に生理食塩水を勢いよく注入する．生理食塩水は胃側にのみ流出しスリットを通して胃内へ流出し洗浄できる．カテーテルを体内に埋め込むことも可能であるが，上記のごとくカテーテルトラブルへの対処も可能であるためこのままとしたほうがよい．安定したら防水のパッチを体外カテーテル部分に当てることで入浴も可能である（図28）．

2．胃瘻栄養下経胃瘻的外胆道空腸ドレナージ（EBJD-GF）

1）EBJD-GFとは？

本法は前述の経胃瘻的外胆道消化管ドレナージの応用である．この方法では外瘻した胆汁を消化管内に再還流するために胃瘻を使ったわけであるが，胃瘻の元来の目的である栄養剤の投与はされていない．経口摂取が可能な患者さんではEBGDだけでよいが，このような患者さんが経口摂取ができなくなり経腸栄養の適応となったばあいには，すでに胃瘻が造設してあるためこれを利用すれば一石二鳥である．EBJDで胆汁を空腸内に還流すると同時に栄養剤を胃内へ投与するこの方法をEBJD-GFという[4,5]．このためには，胆汁還流用のルーメンと栄養剤注入用のルーメンの2つのルーメンを備えたカテーテルが必要となる．実際には以前述べた経皮内視鏡的空腸瘻造設術（PEJ）用のカテーテルを使用することで目的を達成することができる．

EBJD-GFがもたらす最大のメリットとしては，

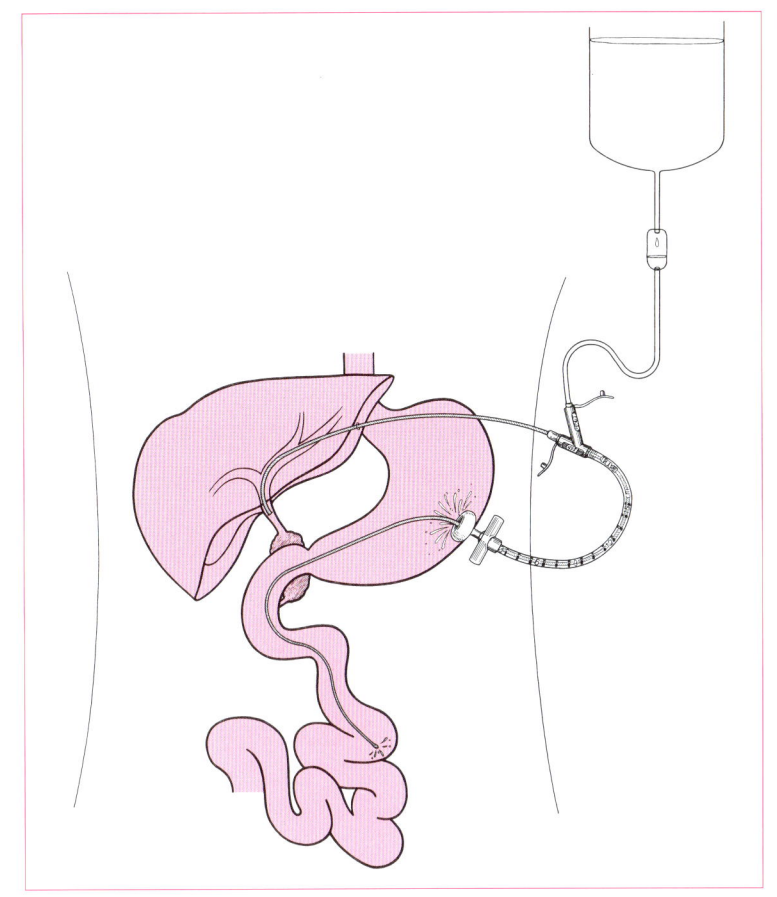

図 29　EBJD-GF の模式図
　外瘻された患者の胆汁は空腸瘻カテーテルを通って空腸内に再流入する．栄養剤は胃瘻カテーテルと空腸瘻カテーテルの間隙を通って胃内に流入する．

患者の QOL 向上に非常に有用である点があげられる．すなわち胃瘻にて中心静脈栄養を必要とせず，外瘻化胆汁の腸管内再還流により PTCD バッグより解放される．これらよりベッド上の生活から解放され，在宅という患者や家族の望む療養環境へも導入が可能となるのである．

2）どのような場合に適応となるか？

上述の EBGD や EBJD の適応症例のうち，さらに経口摂取の低下や嚥下障害などの理由から胃瘻造設の適用があるばあいが本法の適応と考えられる．すなわち，通常の水分栄養補充を目的にした胃瘻に加え，さらに外瘻化された胆汁をその胃瘻から腸管内再還流させて減黄を行うわけである（図29）．

3）実施方法

（ア）EBJD-GF でのカテーテル

本法は PTCD カテーテルと PEJ カテーテルを体外で接続することで達成される．PTCD カテーテルは従来のものでよい．PEJ カテーテルは 2 本のカテーテルから構成されている．すなわち，外径 20 F のシリコン製胃開口カテーテル（BARD 社製 NBR カテーテル）のなかに 9 F の空腸瘻カテーテル（BARD 社製）が通る構造でこれらのカテーテルには間隙があり開放している．したがって，ここより濃厚流動食を注入すると 2 つのカテーテルの間を通って胃内に流入することとなる．また，この空腸瘻カテーテルの先端には先導子がついており空腸内にある程度挿入できたら，その後は腸管蠕動により深部まで進んでいく．

（イ）EBJD-GF の手順

EBGD や EBJD での手順と同様である．すなわち PTCD と PEJ をそれぞれ行い，胃瘻については前述の内外 2 つのチューブを留置し PTCD カテーテルと空腸瘻カテーテルを体外でコネクターを介して接続すればよい（図30）．PEJ の方法については別章の記載を参考にして頂けばよいが，まず PEG を施行し，さらに内視鏡的に空腸瘻カテーテルを留置することになる．

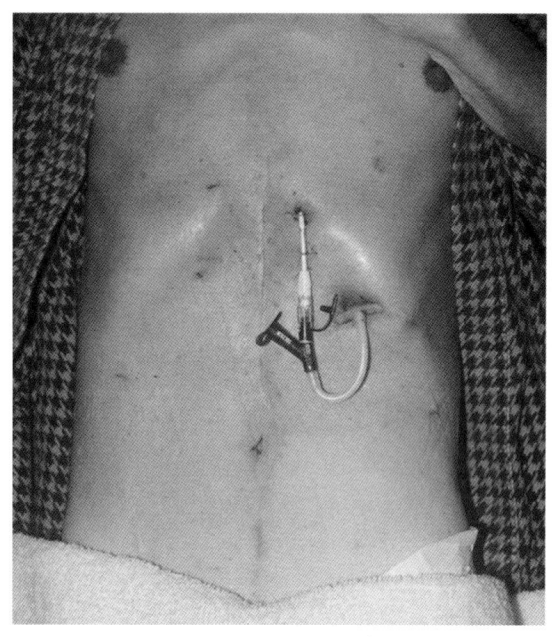

図30 EBJD-GF の外観
体外でPTCDカテーテルと空腸瘻カテーテルが接続されている．

4）術後のケア

　胃につながる注入孔からは濃厚流動食を通常の投与法で注入する．外瘻された胆汁はPTCDカテーテルに接続された空腸瘻カテーテルから空腸内へ流入されるためより生理的である．胃瘻部の管理は通常の胃瘻の管理と変わりはない．胆汁の流出障害があるばあいはPTCDカテーテルと空腸瘻カテーテルの体外接続部を外してそれぞれ洗浄することで対応が可能である．在宅での家族による管理が必要となるばあいも想定されるが，通常の胃瘻管理の知識があれば医学的専門知識のない家族でも十分管理可能である．

文　献

1）Ponsky JL, Aszodi A：External biliary-gastric fistula：a simple method for recycling bile. Am J Gastroenterol 77：939-940, 1982

2）Shike M, Gardes H, Botet J, et al：External biliary duodenal drainage through a percutaneous endoscopic duodenostomy. Gastointest Endosc 35：104-105, 1989

3）佐藤喜夫，佐々木寿彦，荒川正一，他：外胆道十二指腸ドレナージを施行した胆道閉塞の1例．Gastroenterol Endosc 35：353-359，1993

4）Tokumo H, Ishida K, Komatsu H, et al：External biliary jejunal drainage through a percutaneous endoscopic gastrostomy for tube-fed patients with obstructive jaundice. J Clin Gastroenterol 24：103-105, 1997

5）徳毛宏則，石田邦夫，小松弘尚，他：経口摂取困難な胆道閉塞患者に対する減黄処置：胃瘻栄養下経胃瘻的外胆道空腸ドレナージ（EBJD-GF）の手技．臨床消化器内科 12：661-664，1997

巻末資料

1. **胃瘻造設キットと胃瘻・腸瘻カテーテル**

　　胃瘻造設時に使用する各種の造設キットを，留置するカテーテルの形状別に分類したものを資料1に示す．各キットのサイズや腸瘻カテーテル併用の可否，キット内容包装単位とその定価，特徴などを列記した．カテーテルの形状と造設術式とは密接な関連がある．バンパー・チューブ型のカテーテルを留置する方法としてはプル法とプッシュ法となる．一方，イントロデューサー法での造設はもっぱらクリエートメディック社製のキット使用となる．バンパー・ボタン型カテーテルを一期的に留置可能なボストン社製ワンステップボタンもある．

　　資料2には各種の交換用胃瘻カテーテルを，資料3には腸瘻用カテーテルを示した．

2. **PEGに関する健康保険上の取り扱いについて**

　　2004年1月現在でのPEGに関連した手技の健康保険上の取り扱いを以下に示す．なお以下の記載は一般的見解であり，都道府県によっては違った解釈で取り扱われていることもある．今後の診療報酬改定に注意を払い，最新の正しい取り扱いをしていただきたい．

　　胃瘻を造設したときの保険での取り扱いを資料4に，胃瘻カテーテルを交換した場合の保険での取り扱いを資料5に示す．造設時には胃瘻造設キット材料費は手技料に含まれ別途請求はできない．胃瘻カテーテルの交換には使用するカテーテルの形状により請求額が違っている．この場合は手技料が算定できず，材料費のみの請求となる．交換時に内視鏡を使用した場合は通常の内視鏡検査の算定が別途に可能と考えられる．

　　在宅における胃瘻管理では，在宅成分栄養経管栄養法指導管理料が算定可能である（資料6）．この場合の栄養剤は表中に示したものに限られることなど，必要な要件があるので注意が必要である．これ以外の管理料としては在宅寝たきり患者処置指導料がある（資料7）．このとき医薬品扱いの栄養剤は薬剤料として算定できるが栄養剤が食品扱いである場合は全額患者負担となる．

3. **胃瘻関連サイト**

　　近年，各種製品の最新情報などをインターネットWebサイトから容易に得ることができるようになった．資料8に胃瘻の関連サイトを列記したので活用していただきたい．なお，記載した企業のサイトの一部分に医療従事者専門情報提供サイトであるm3.comのIDとパスワードが必要なことがある．詳しくは最後にあげたm3.comのページを参照いただきたい．PEGドクターズネットワークは各種の情報提供とPEGを通じた医療従事者のネットワークをはかるサイトで，研究会などの開催日程などの掲載もあり有用なサイトである．

資料 1-1

分類	製品名	販売会社	写真	術式	カテーテル材質	サイズ	キット内容	PEJとして	包装単位	包装単位価格(円)	特徴
バンパー・チューブ型	ガストロドーム造設用キット	ボストン		プルプッシュ	シリコーン	20, 24 Fr	●胃瘻カテーテル ●ループワイヤー、ガイドワイヤー ●外部ストッパー ●フィーディングアダプター ●セルジンガー針 ●メス、シリンジ、丸穴滅菌シート ●ガーゼ、ペアン、はさみ、スネア	○	2キット/箱	66,000	●親和性の高いシリコーン素材なので瘻孔周辺の皮膚負担を軽減 ●通気性の良い円形の外部バンパーを含むセットに移行中
	カンガルーPEGキット（感染防止タイプ）	シャーウッド		プル	ポリウレタン	20 Fr	●胃瘻カテーテル ●感染防止オーバーチューブ ●誤接続防止アダプター ●ロックワイヤー、スネア、16G穿刺針 ●ストレート鉗子、スカルペル ●18G・23Gニードル、6ccシリンジ ●体外固定具、保持バンド ●穴あきドレープ	○	2キット/箱	76,000	●胃内バンパーが縦方向に伸展変形可 ●感染防止オーバーチューブによりPEGチューブの細菌や咽頭の細菌が付着せず瘻孔感染を避けることができる
	バードPEGキット（PEGセット*）	メディコン		プルプッシュ	ソフトシリコーン	16, 20, 24, 28 Fr	●胃瘻カテーテル ●ループワイヤー/ガイドワイヤー ●外部ストッパー ●フィーディングアダプター ●セルジンガー針	○	1キット/箱	35,000（スネア、ハサミ無し） 38,000（スネア、ハサミ付き）	●胃内バンパーが縦方向に伸展 ●スネアとハサミ付きとハサミ無しのセットから選べる
	バードファストラックPEGキット	メディコン		プルプッシュ	シリコーン	20 Fr	●胃瘻カテーテル ●ループワイヤー、ガイドワイヤー（ストレート・直角） ●外部ストッパー ●フィーディングアダプター ●セルジンガー針、ガーゼ、潤滑剤 ●ペアン、はさみ、丸穴滅菌シート	○	1キット/箱	35,000	●胃内バンパーはエアドーム式 ●交換時にはエアを抜き抜去 ●体表上でカテーテルを90度曲げることが可能
	ネオフィードPEGキット	トップ		プルプッシュ	シリコーン	14, 20, 24 Fr	●胃瘻カテーテル ●ループワイヤー、ガイドワイヤー ●外部ストッパー ●フィーディングアダプター ●セルジンガー針、ガーゼ ●メス、注射器2本 ●丸穴滅菌シート、ペアン、縫合糸	×	1キット/箱	26,000	●通気性の良い外部ストッパー ●胃内バンパーが比較的大きい

資料 1-2

分類	製品名	販売会社	写真	術式	カテーテル材質	サイズ	キット内容	PEJとして	包装単位	包装単位価格（円）	特徴
バンパー・チューブ型	サックス・バインガストロストミーキット	アボットジャパン		プル	シリコーン	14, 18 Fr	● 胃瘻カテーテル ● ループワイヤー ● 外部ストッパー ● フィーディングアダプター ● セルジンガー針 ● メス、Tファスナー	○	1キット/箱	33,600	● プル法のみ ● Tファスナーによる胃壁固定を4ヵ所に行いその中央部に胃瘻を造設する
バンパー・チューブ型	PEG 18　PEG 24 経皮内視鏡的胃瘻造設システム	メディコスヒラタ		プルプッシュ	乳白色シリコーン	18, 24 Fr	● 胃瘻カテーテル ● ループワイヤー、ガイドワイヤー ● 外部ストッパー ● フィーディングアダプター ● セルジンガー針 ● メス、針、はさみ、スネア、プルタイ	○	1キット/箱	35,000	● カテーテルチューブが不透明となっている
バルーン・チューブ型	バラードMIC 胃瘻造設キット	センチュリー		プッシュ	シリコーン	14, 20, 24 Fr	● 胃瘻カテーテル ● ガイドワイヤー ● 外部ストッパー ● フィーディングアダプター ● セルジンガー針 ● メス、縫合糸、丸穴滅菌シート ● ユニバーサルアダプター	○	5キット/箱	130,000 28,000 （1キット）	● プッシュ法のみ ● 通気性の良い外部ストッパー
バルーン・チューブ型	経皮的胃瘻用カテーテルキット	クリエートメディック		イントロデューサー	シリコーン	13, 15 Fr	● 胃瘻カテーテル（OSBカテーテル） ● 小児穿刺用バンパー、メス、ガーゼ ● 丸穴滅菌シート、スペーサーディスク ● 5cc、60ccシリンジ ● 鮒田式胃壁固定具 ● PS針 ● 固定板 ● タイ	×	1キット/箱	25,000	● 鮒田式胃壁固定具が付属 ● 内視鏡の挿入が1回で済む ● 食道損傷や細菌感染の危険性が少ない ● カテーテル外表面のラテックススコーティングにより良好な瘻孔形成が促進
バルーン・ボタン型	マイクロペーシブワンステップボタン	ボストン		プルプッシュ	シリコーン	18, 24 Fr	● 胃瘻カテーテル ● 直角アダプター、ストレートアダプター ● 減圧用チューブ ● スネア	×	1キット/箱	38,000	● 一期的にボタン型の胃瘻チューブを留置可能 ● スペーサーディスクにより胃壁と腹壁の固定を調整できる ● 胃内容物の逆流を防ぐ逆流防止弁

資料 2-1

分類	製品名	販売会社	写真	カテーテル材質	サイズ	キット内容	PEJとしての使用	包装単位	包装単位価格(円)	特徴
バンパー・チューブ型	セキュリティー交換用キット	ボストン		シリコーン	15, 20, 25 Fr	●胃瘻カテーテル ●外部バンパー ●フィーディングポート ●クランプ ●オブチュレーター	○	2本/箱	54,000	●胃内のバンパーがT時型なので、交換が簡単で安全
	バードポンスキーNBRカテーテル	メディコン		シリコーン	16, 20 Fr	●胃瘻カテーテル ●外部バンパー ●オブチュレーター ●ペアン・ガーゼ	○	1本/箱	27,200	●胃内のバンパーはオブチュレーターにより変形される
バルーン・チューブ型	マイクロペグジーバルーンGチューブ	ボストン		シリコーン	16, 18, 20, 22, 24 Fr	●胃瘻カテーテル	×	2本/箱	22,600	
	バラードMICガストロミー	センチュリー		シリコーン	12, 14, 16, 18, 20 Fr. (5 cc) 14, 16, 18, 20, 22, 24, 26, 28, 30 Fr (20 cc)	●胃瘻カテーテル	×	5本/箱 1本/箱	55,000 11,500	●豊富なサイズ ●2サイズのバルーン
	胃瘻交換用カテーテル コンパクトタイプ (扁平バルーン)	クリエートメディック		シリコーン	14, 16, 18, 20 Fr	●胃瘻カテーテル	×	2本/箱	24,000	●シャフト長が150 mmと短く、体表面に対して直角方向もしくは平行方向に固定方向を選択可能
	胃瘻交換用カテーテル	クリエートメディック		シリコーン	12, 14, 16, 18, 20, 22, 24 Fr	●胃瘻カテーテル	×	2本/箱	24,000	●バルーン先端部が突出していないので、胃粘膜面を傷付けない
	胃瘻交換用カテーテル	クリエートメディック		シリコーン	12, 14, 16, 18, 20, 22, 24 Fr	●胃瘻カテーテル	×	2本/箱	24,000	●バルーン先端部が突出していないので、胃粘膜面を傷付けない
	リプレイスメントチューブ	アボットジャパン		シリコーン	14, 18 Fr	●胃瘻カテーテル	×	1個/箱	12,000	●バルーン先端部が突出しているので、胃粘膜面を傷付けることがある
	バードガストロチューブ	メディコン		シリコーン	12, 14, 16, 18, 20, 22, 24 Fr	●PEGカテーテル ●潤滑剤	×	1個/箱	11,300	●バルーン先端部が突出しているので、胃粘膜面を傷付けることがある

資料2-2

分類	製品名	販売会社	写真	カテーテル材質	サイズ	キット内容	PEJとしての使用	包装単位	包装単位価格(円)	特徴
バンパー・ボタン型	マイクロベーシングボタン	ボストン		シリコーン	18, 24, 28 Fr (全長1.7, 2.4, 3.4, 4.4 cm)	・胃瘻カテーテル ・オブチュレーター ・直角、ストレートアダプター ・減圧用チューブ ・瘻孔用メジャー ・60 ccシリンジ	×	1キット/箱	27,200	・ローブロファイルのため自己抜去を防ぐ ・サイズごとに異なる色のマーカー
	カンガルーボタン	シャーウッド		ポリウレタン	16 Fr (全長1.5, 1.7, 2.0, 2.4, 2.7, 3.0, 3.5 cm) 20 Fr (全長1.5, 2.0, 2.5, 3.0, 3.5, 4.0, 4.5, 5.0 cm) 24 Fr (全長2.0, 2.5, 3.0, 3.5, 4.0 cm)	・胃瘻カテーテル ・オブチュレーター ・直角・ストレートアダプター ・スペーサー ・瘻孔用メジャー ・クリップスター	○	1キット/箱	27,200	・抜去時には胃内で内部バンパーを縦方向に伸展可 ・挿入時にも内部バンパーを縦方向伸展可 ・サイズは16 Fr.のみ
	ガストロボタン	メディコン		シリコーン	18 Fr (全長1.2, 1.7, 2.4, 3.4 cm) 24 Fr (全長1.2, 1.7, 2.4, 3.4, 4.4 cm) 28 Fr (全長1.5, 2.7, 4.3 cm)	・胃瘻カテーテル ・オブチュレーター ・瘻孔用メジャー ・60 ccシリンジ	×	1キット/箱	27,200	・胃内のバンパーはドーム状でオブチュレーターを使用して細い形状に伸展可
	ナイスフロストメイト	アボットジャパン		シリコーン	18 Fr (全長1.5, 2.0, 2.8, 4.3 cm) 22 Fr (全長1.2, 1.7, 2.8, 4.3 cm)	・胃瘻カテーテル ・オブチュレーター ・瘻孔用メジャー ・フィーディングボート	×	1キット/袋	35,000	・抜去時には胃内で内部バンパーを縦方向に伸展可 ・挿入時にも内部バンパーを縦方向伸展可
バルーン・ボタン型	ミニボタン	ボストン		シリコーン	16, 18, 20, 24 Fr (全長1.7, 2.5, 3.5, 4.4 cm)	・胃瘻カテーテル ・ストレートアダプター ・直角アダプター ・60 cc、10 ccシリンジ	×	1キット/箱	11,300	・ローブロファイル ・シャフトの先端が出やすい ・ロッキングデバイス
	バラード MIC-KEY	センチュリー		シリコーン	14, 16, 18, 20, 24 Fr. (長さは各種あり、全62種)	・胃瘻カテーテル ・直角、ストレートアダプター ・35 cc、6 ccシリンジ ・ガーゼ ・ユニバーサルアダプター	×	1セット/箱	13,500	・バルーン先端シャフトの突出が少ない ・62種類の豊富なサイズ
	バードウィザード	メディコン		シリコーン	16 Fr (全長1.2, 1.7, 2.4, 4.4 cm) 20 Fr (全長1.2, 1.7, 3.4, 4.4 cm) 24 Fr (全長1.7, 2.4, 3.4, 4.4 cm)	・胃瘻カテーテル ・フィーディング減圧チューブ ・20 ccシリンジ ・ガーゼ	×	1セット/箱	12,800	・ローブロファイル ・バルーン先端の突出が少ない ・ロッキングデバイス

資料3

製品名	販売会社	写真	カテーテル材質	サイズ	キット内容	使用法	包装単位	包装単位価格(円)	特徴
Jチューブ	ボストン		フレキシマ	8.5, 12 Fr	●ジェジュナルカテーテル ●スタイレット ●ガイドワイヤー ●ケーブルタイ ●潤滑剤 ●ガーゼ	胃瘻カテーテルの中に挿入	1キット/箱	23,400	●2種類の先端形状 ●1本で2種類(ガイドワイヤー法・テザー法)のデリバリー法に対応 ●水溶性の先端チップ(Temp Tip)のため、カテーテル同様の内腔より栄養投与できる
カンガルーPEJキット	シャーウッド		ポリウレタン	9 Fr	●ジェジュナルカテーテル ●ガイドワイヤー ●エアーキャップ ●シリンジ	胃瘻カテーテルの中に挿入	2キット/箱	46,800	●ガイドワイヤー法のみ ●チューブ挿入前に滅菌水に浸すとフィーディングルーメンにより水に浸すとにリハイドロマーを活性化、チューブの操作性が向上する ●先端にタングステンの錘
バードジェジュナルカテーテル	メディコン		ポリウレタン	9, 12 Fr	●ジェジュナルカテーテル(レギュラータイプ) ●スタイレット ●ガイドワイヤー(OTGタイプ) ●シリンジ ●潤滑剤	胃瘻カテーテルの中に挿入	1キット/箱	23,400	●先端に錘 ●4つのサイドホールから栄養投与
バラードMICガストロエンテリックチューブ	センチュリー		ウレタン	16, 18 Fr (5 cc) 16, 18, 20, 22, 24, 26, 28, 30 Fr (20 cc)	●ジェジュナルカテーテル	交換カテーテルとして再挿入	2本/箱 1本/箱	48,000 24,500	●一本のカテーテルに胃と空腸それぞれに開口するルーメンを持つ ●先端にステンレス無し ●薬剤投与用ポートからの留置不可
バラードMICジェジュナルチューブ	センチュリー		シリコーン	12 Fr (5 cc) 14, 16, 18, 20, 22, 24 Fr (20 cc)	●ジェジュナルカテーテル(ガイドワイヤー) ●ポート付コネクター	交換カテーテルとして再挿入	2本/箱 1本/箱	40,000 20,500	●空腸に開口する大口径単一ルーメンのカテーテル ●胃内の減圧不可 ●胃瘻造設時からの留置不可
経胃瘻的腸用カテーテル(ガイドワイヤーセット)	クリエートメディック		シリコーン	14, 16, 18, 20 Fr	●ジェジュナルカテーテル	交換カテーテルとして再挿入	1本/箱 (1セット/箱)	26,000 (30,000)	●空腸に開口する大口径単一ルーメンのカテーテル ●胃内の減圧不可 ●胃瘻造設時からの留置不可
ガストロジェジュナルフィーディングチューブ	メディコスヒラタ		ポリウレタン	9, 12 Fr	●ジェジュナルカテーテル	胃瘻カテーテルの中に挿入	1本/箱	23,400	●ガイドワイヤー法のみ

資料4

経皮内視鏡的胃瘻造設術（PEG）施行時の保険請求

●手技料（経皮的内視鏡下胃瘻造設術）　9460 点
　　　　　　　　　　材料費　　算定不可

注）入院費が包括点数になっている場合，別途請求できない
注）K664 経皮的内視鏡下胃瘻造設術

資料5

胃瘻カテーテル交換施行時の保険請求

●バンパー型カテーテルへの交換
　手技料　請求不可
　材料費　27200 円

注）4ヵ月に1度を限度として算定が可能

●バルーン型カテーテルへの交換
　手技料　請求不可
　材料費　11300 円

注）24時間以上の体内留置の場合に算定が可能

●小腸留置型カテーテルへの交換
　手技料　請求不可
　材料費　23400 円

注）24時間以上の体内留置の場合に算定が可能

注）胃瘻カテーテルの体内部分の形状により扱いが異なる
注）胃瘻カテーテルの分類については第2章と付表を参照
注）小腸留置型カテーテルについては第7章と付表を参照

資料6

在宅での指導管理料の保険請求 ①

●在宅成分栄養経管栄養法指導管理料　2,500 点
　栄養管セット加算　　　　　　　　2,000 点
　注入ポンプ加算　　　　　　　　　1,000 点

注）C105 在宅成分栄養経管栄養法指導管理料
注）栄養管セット加算とはフィーディングチューブ等を支給した場合のみ
注）注入ポンプ加算とはポンプを使用した場合のみ
注）下記の消化態経腸栄養剤を使用した場合のみ
　（エンテルード・ツインライン・エレンタール・エレンタールP）
注）原則として月一回算定

資料7

在宅での指導管理料の保険請求 ②

●在宅寝たきり患者処置指導管理料　1,050 点
　半消化態栄養剤の薬剤料　　　　　----点

注）C109 在宅寝たきり患者処置指導管理料
注）栄養剤薬剤料は医薬品の半消化態経腸栄養剤を使用した場合のみ
注）原則として月一回算定

資料8

胃瘻関連製品
株式会社メディコン	http://www.peg.gr.jp/index.html＃1
ボストン・サイエンティフィックジャパン株式会社	http://www.bostonscientific.jp/
日本シャーウッド株式会社	http://www.sherwood.co.jp/
株式会社トップ	http://www.top-tokyo.co.jp/
クリエートメディック株式会社	http://www.createmedic.co.jp/
アボット・ジャパン株式会社	http://www.abbott.co.jp/
株式会社メディコスヒラタ	http://www.medicos-hirata.co.jp/
センチュリーメディカル株式会社	http://www.cmi.co.jp/
住友ベークライト株式会社	http://www.sumibe.co.jp/index.html

栄養剤関連
味の素ファルマ株式会社	http://www.ajp.co.jp/
大塚製薬株式会社	http://www.otsuka.co.jp/
明治乳業株式会社	http://www.meinyu.co.jp/
雪印乳業株式会社	http://www.snowbrand.co.jp/
森永乳業株式会社	http://www.morinagamilk.co.jp/
テルモ株式会社	http://www.terumo.co.jp/
エーザイ株式会社	http://www.eisai.co.jp/
ホリカフーズ株式会社	http://www.foricafoods.co.jp/okunos/
株式会社クリニコ	http://www.clinico.com/
ミードジョンソン株式会社	http://www.meadjohnson.co.jp/index_mjkk.html
エスエス製薬株式会社	http://www.ssp.co.jp/

その他
PEGドクターズネットワーク	http://www.peg.ne.jp/
胃ろう（PEG）ネットワーク	http://www5a.biglobe.ne.jp/〜PEGinfo/
m3.com	http://www.m3.com/index.jsp

索　引

A
亜鉛　33

B
バンパー・ボタン型　5
バンパー・チューブ型　5
バンパー型カテーテル　20, 22
バンパー埋没症候群　22
ヴァリアンス　25
バルーン・ボタン型　5
バルーン・チューブ型　5
バルーン・チューブ型カテーテル　32
バルーン型カテーテル　20, 22
便秘　19
微量元素　19
ビタミン　19
病態別経腸栄養剤　19

C
痴呆　3
地域医療連携室　32
中心静脈栄養　2
中心静脈栄養法　41

D
デイケア　34
デイサービス　34
銅　33
DRG/PPS　25

E
EBGD　50
EBJD-GF　50, 52
栄養アセスメント　33
栄養注入　2
栄養剤の粘度　22

EMR　45
EMRC　45
EMS　3, 41
嚥下性肺炎　22

F
腹膜炎　11, 21
腹水　38
鮒田式固定器具　11
不良肉芽　23
腹腔内出血　20

G
癌性腹膜炎　41
減圧　2, 3
下痢　16
誤嚥性肺炎　3, 36
誤穿刺　21
逆流防止機能　51

H
半消化態栄養剤　16
半座位　16
閉塞性黄疸　50, 51
必須脂肪酸　19
訪問介護　34
訪問看護師　31, 33
訪問看護ステーション　32
訪問入浴介護　34
訪問リハビリテーション　34

I
胃排出能　22
胃壁固定　7, 11, 21, 22, 41, 45
胃壁固定具　48
胃潰瘍　22
Informed Consent　4, 32
咽頭・食道損傷　22

Introducer法　7, 12
イレウス　3
胃瘻栄養下経胃瘻的外胆道空腸ドレナージ　50, 52
胃瘻下内視鏡的粘膜切除術　45
胃瘻カテーテル　5, 20
胃瘻造設手術　2
胃食道逆流　22, 36
ITナイフ法　45
胃全摘　38

J
自己抜去　21, 22
腎不全　19
人工濃厚流動食　16
情報提供　32
下部食道括約筋　3

K
開口障害　38
潰瘍　23
かかりつけ医　31, 32
肝不全　19
患者介護日誌　33
管理病院　31
管理栄養士　33
カテーテルサイズアップ　15
カテーテルトラブル　23
家族介護者　32, 34
家族介護者の教育　32
経鼻胃管　2, 37
経腸栄養　2
経腸栄養剤　16
経皮経肝胆道ドレナージ　50
経皮経食道胃管挿入術　36, 37
経皮内視鏡的空腸瘻造設術　36, 52
経胃瘻胃内減圧術　41

経胃瘻ステント留置術　41
経胃瘻的外胆道胃ドレナージ　50
経胃瘻的外胆道消化管ドレナージ
　　50
経静脈栄養　2
気腹　21
気管支用Zステント　42
緊急事態　34
呼吸不全　19
抗凝固剤　21
硬性把持鉗子　45
訓練　32
クリニカルパス　25
クローン病　3
空腸瘻　36
空腸瘻カテーテル　36,37
吸収糸　11

M

Medical social worker　32
ミキサー食　16
MRSA感染　7

N

内瘻用カテーテル　51
内視鏡的空腸瘻　22
内視鏡的な交換　20
内視鏡的粘膜切除術　45
2チャンネル内視鏡　45
日誌　33,34
脳血管障害　3
濃厚流動食　16
入院診療計画書　30
入浴　15

P

PEJ　36,53
pH　16
PTCD　50
PTEG　36,37
Pull法　7,9
プロトンポンプインヒビター　22
Push法　7,10

Q

QOL　1,41,50

R

瘻孔　1
瘻孔壊死　23
瘻孔感染　23
瘻孔周囲炎　22
隆起型早期胃癌　45

S

成分栄養剤　16
制酸剤　15
線維性組織　11,20
セレン　33
説明と同意　4,32
神経筋疾患　3
浸透圧　16
浸透圧性下痢　19
消化態栄養剤　16
自然抜去　21,22
自然流動食　16
食道ステント　42
ショートステイ　34

出血　15
創部感染　15
水分管理　16
スキンケア　15
スキントラブル　22
ステント　42

T

耐糖能異常　19
Tファスナー　11
TG-EMR　45
特殊組成栄養剤　19
糖代謝異常　33
疼痛対策　15
筒状の瘻孔　11,20

U

右側臥位　16

Y

約束指示　30
薬剤師　33
用手的抜去　20
癒着　11
幽門前庭部悪性狭窄　41

Z

在宅介護サービス提供者　34,31
在宅介護支援事業所　32
在宅管理　31
在宅寝たきり患者処置指導料　55
在宅成分栄養経管栄養法指導管理
　　料　55

著者略歴

徳毛宏則（とくも　ひろのり）
tokuchan@ccv.ne.jp

1956年3月	広島県福山市生まれ
1980年3月	広島大学医学部卒業
1980年4月	広島大学医学部附属病院内科
1982年4月	JA尾道総合病院内科
1984年4月	広島大学医学部第一内科
1987年1月	米国オハイオ州クリーブランドクリニック研究員
1989年6月	高陽ニュータウン病院院長
1995年4月	JA広島総合病院消化器内科部長

日本消化器病学会専門医・指導医・中国地方会評議員
日本消化器内視鏡学会認定医・専門医・指導医
日本老年医学会専門医・指導医・学術評議員
日本内科学会認定内科医
医学博士（広島大学）

肝胆道系疾患や脂質胆汁酸代謝といった専門領域のみならず，腹部超音波機器や消化器内視鏡を駆使しての診断や治療を得意とする．老年消化器病学にも造詣が深く，胃瘻関連手技の開発などの先進医療と高齢者医療の融合を目指し活躍中である．

ⓒ 2004　　　　　　　　　　　　　第1版発行　2004年2月16日

経皮内視鏡的胃瘻造設術

（定価はカバーに表示してあります）

著者　徳毛宏則
発行者　服部秀夫
発行所　株式会社　新興医学出版社
〒113-0033　東京都文京区本郷6丁目26番8号
電話　03(3816)2853　　FAX　03(3816)2895

検印省略

印刷　三報社印刷株式会社　　ISBN 4-88002-624-7　　郵便振替　00120-8-191625

- 本書およびCD-ROM（Drill）版の複製権・翻訳権・譲渡権・公衆送信権（送信可能化権を含む）は株式会社新興医学出版社が所有します．
- JCLS〈㈱日本著作出版権管理システム委託出版物〉
  本書の無断複写は著作権法上での例外を除き禁じられています．複写される場合は，その都度事前に㈱日本著作出版権管理システム（電話 03-3817-5670, FAX 03-3815-8199）の許諾を得てください．